医師がすすめるウオーキング

泉 嗣彦
Izumi Tsuguhiko

a pilot of wisdom

目次

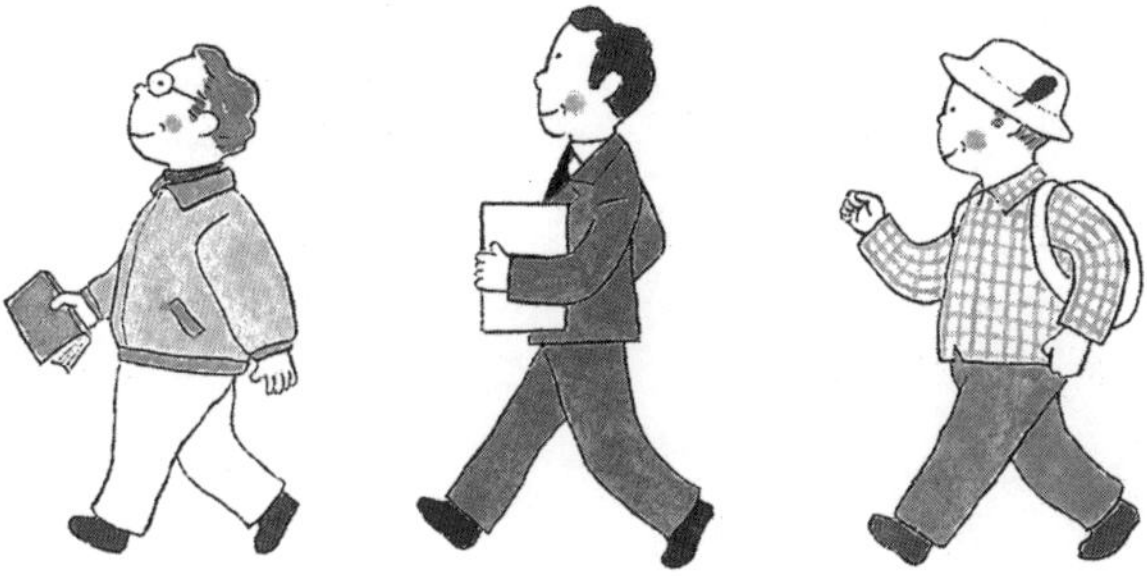

イラスト／藤原ヒロコ
図表作成／クリエイティブメッセンジャー

第一章　私がすすめる新しいウオーキング

歩くことは身体にいいというけれど

私が医師になって二〇〇五年で三五年になります。専門は消化器です。二十数年の間、消化器の疾患をいかに早く発見し、治療するかということが仕事の中心でした。

それが、一九九七年から人間ドックを行う職場で働くようになって、変わりました。仕事の範囲が広がったのです。それまでの病気の早期発見に、新しく「まだ病気とはいえないが健康でもない。しかしこのまま放っておけば重大な病気になりかねない」という身体の異常をみつけて、健康な状態に戻すようすすめるという仕事が加わりました。また、専門の消化器に集中するだけでなく、私の目は、より広く人間の身体全体をみるようになっていきました。

同時に私生活にも変化がありました。まず土曜日と日曜日が休みになりました。五〇代半ばになってようやく週休二日の生活になったのです。さて余暇に何をしようか、と思ったとき、まず思いついたのは「運動をしよう」ということでした。

もともと私は田舎育ちで、身体を動かすことが嫌いではありません。子どもの頃は自然の中を飛び回り、どこへ行くにも歩くのが当たり前でした。何か運動を始めようと考えたとき、あの頃のように山や野原を歩くのはいい気分だろうな、とすぐに思いました。雑誌や新聞で、多くの人々がウオーキングのイベントに参加し、楽しんでいることも見聞きしていました。

そこで、私は歩き始めました。週末に、運動としてのウオーキングをしたり、長い距離を歩く〈ロング・ウオーキング〉の大会に参加したりするようになったのです。一方、勤務先の人間ドックでは、受診者の検査をし、検査結果の数値に異常があり生活習慣の修正が必要な人に「食事」を見直し「運動」をすることをすすめるようになりました。ウオーキングは、生活習慣病の予防・改善に有効であるという知識はあったものの、当時はまだ、ウオーキングは私の個人的な生活の一部にすぎなかったのです。

人間ドックでぶつかった壁

人間ドックの受診者は四〇代から六〇代の中高年が中心です。そこでは呼吸器、循環器、消化器、肝臓、腎臓などの状態をさまざまな方法で検査し、治療が必要か、さらなる精密検査が必要か、経過観察が必要か、あるいは異常なしかを診断します。要医療、要精密検査の人には専門の診療科を紹介しますし、経過観察が必要な人で原因が不適切な生活習慣によると思われる場合は、改善のための保健指導を行っていきます。

人間ドックでは、がんの早期発見がきわめて重要な役割となっていますが、私が人間ドックで新たに正面から向き合ったのは、「生活習慣病」と呼ばれる身体の異常でした。生活習慣病とは、不適切な生活習慣を長年続けることが病気の発症・進行に関与する、いくつかの疾患の総称です。

ひとくちに生活習慣といってもいろいろありますが、ここでいう不適切なものとは、不規則な食事、脂肪分や塩分のとりすぎ、食べすぎなど（食習慣）、身体活動や運動の不足（運動習慣）、ストレス過多、休養不充分、それに喫煙、過度の飲酒といったものです。

生活習慣病の種類は多く、食習慣が原因と考えられる大腸がんや循環器病もその中に含まれますし、喫煙が主な原因とされる肺がんや肺気腫、慢性気管支炎なども広くは生活習慣病とみなされています。

その中で、主に食習慣、運動習慣と深い関わりがあると考えられる生活習慣病が四つあるのです。①肥満、②高血圧症、③高脂血症、④糖尿病です。これら四つは、時間が経《た》つとともにいくつも併発し、進行すると動脈硬化を引き起こし、ついには脳卒中、心筋梗塞《こうそく》といった深刻な病気に至ることも少なくありません。その恐ろしさから、この四つの疾患が合併して起こった状態を「死の四重奏」と呼ぶこともあるほどです。

人間ドックの受診者の中で、この四つの病気がみつかる人の多くに、何らかの不適切な生活習慣があります。

不適切な生活習慣のほかに、こういった病気は、遺伝要因（遺伝子異常、加齢など）、外部環境要因（病原体、有害物質、事故、ストレスなど）によっても引き起こされますが、これらが混ざり合って「病気になる」ことも珍しくありません。ですから、病気が発見されたときは、この三つの要因のうち、どれが主でどれが従なのかをみわけることが必要になります。これは、なかなか容易なことではありません。

そのためには経過をみることが必要です。生活習慣病は、まず原因と想定した食および運動の生活習慣を改めてみて、その結果、異常が少しでも改善されれば、ようやく原因はこれだったのかと特定することができます。経過をみなければ、健診時の問診や検査値だけで、正確な原因を判断することはできません。また、生活習慣をどの程度改善すれば原因が特定できるかには、個人差もあります。

ただ、「食事」を改善したり「運動」をしたりというように、生活習慣を変えても異常が改善されない場合は、遺伝や外部環境が原因と考えるのが一般的です。

もちろん、以上は「要経過観察」と判定された人にいえることで、「要医療」と判定された場合は、いつまでも経過をみるのではなく速やかに診療科を受診し、治療や指導を受けることが必要です。

生活習慣病の発症には、いくつもの生活習慣の問題が絡んでいるのが普通です。そのひとつひとつの程度が軽い場合には、二〇～三〇年もかかって進行することが珍しくありません。原因となった望ましくない生活習慣を改めていくと、改めた程度によって、早期であれば併発している複数の疾患が、順々に改善されてくるのがこの病気の特徴です（進行すると生活習慣の改善だけでは治らず、治療が必要となります）。

もうおわかりかもしれませんが、生活習慣病は基本的には医師が治す病気ではありません。遺伝や外部環境が原因の病気であれば、薬で治療することができます。しかし、原因となる生活習慣を改めることは、医師にも薬にもできないのです。この病気は具合が悪くなった人自身が、自分で生活習慣を改めることが最も重要になります。

人間ドックの医師になってみて、次第に私がぶつかるようになったのは、この「自分で治す」ということのむずかしさでした。その壁は思いのほか高かったのです。

増加する生活習慣病

生活習慣病が一般的な病気と大きく違うのは、薬や手術では完治するのがむずかしく、生活習慣を改めることが根本的な治療法だという点です。そして進行してしまえば、生活習慣を改善しても治らなくなります。ですから「要医療」になる以前の「要経過観察」というグレーゾーンの段階で、自分から生活の内容を変え、予防に努めることが大切になってくるのです。

私は、生活習慣病の受診者に「食事を変えましょう」「運動をしましょう」という指導をするようになりました。しかし、毎年定期的に訪れる受診者の中で、そうした指導に従い、生活習慣を改めることに成功した例はきわめて少なく、一向にその数が増える様子もありませんでした。

一方、生活習慣病の患者そのものは、増加するばかりです。二〇〇三年に人間ドックを受診したおよそ三一一万人の中で、検査値がすべて「異常なし」だった人は一三・三％にすぎなかったという統計もあります（社団法人日本病院会　予防医学委員会報告　二〇〇四年三月）。

人間ドックには、一日人間ドックと一泊人間ドックなどがありますが、検査項目の多い一泊人間ドックの受診者でさえ、生活習慣病を自分の健康問題として真剣に受け止めている人はそんなに多くはありません。これは人間ドックの性格上、ある程度は仕方のないことかもしれません。どこか具合の悪いところがあって病院に行くときは、誰でも「病気ではないか」と深刻に心配するものです。そしてがんや脳卒中、心筋梗塞といった、生命に重大な影響を及ぼす病気の可能性が否定されれば安心します。ところが人間ドックを受診するのは、ほとんどこれといった病気の症状が出ていない人ですから、重篤な病気がみつかることは少ないのです。たとえば、肥満が始まっていて、血糖値が少し高めだといわれても、糖尿病とはいえない状態なら、おおかたの人はそう真剣に心配しないものです。

「生活習慣病」という呼び名は、そもそも一九九六年に厚生省（当時）が新しく作った行政用語です。以前から「生活習慣が深く関与している病気」という考え方はありましたが、一般に糖尿病や高血圧症は、歳をとって身体が老化すればなってしまう病気と考えられてきました。長く「成人病」と呼ばれてきた理由はここにあります。「歳をとればかかっても仕方のない病気」というイメージは、呼び名が変わっても残っているようです。受診者が改善に消極的なのは、生活習慣の改善で予防ができる、という情報がまだ少ないことに加え、そんな以前のイメージも影響しているのかもしれません。

受診者指導のむずかしさ

前述したように、生活習慣病は単一で発症しますが、経過とともに複数の疾患が並行して進んでいきます。私は、「生活習慣病は、個々の異常だけを心配するのではなく、関連するすべての検査結果の数値を並べ、全体として眺めることが大切なのだ」と受診者によく話します。さらに、検査結果の中にいくつ異常とみなされる数値があったか、それが前年、あるいは前々年と比べてどう推移したかもたずねます。疾患の進み具合を確かめることが大切だからです。

しかしここでも、以前のデータを覚えている受診者は少ないのが現実です。検査データを保存している人そのものが少ないのです。人間ドックで正しい診断を受けるには、きちんと保存した検査データを持って行くのが、本当はいちばんいい方法です。前回の検査結果なしに、そのときの検査だけで受診者の病状を診察しても、正確な診断にはなりません。生活習慣病は「サイレント・キラー」ともいわれるように、長い時間をかけてゆっくりと着実に進行するものです。ですから、少なくともここ何年かでどんなふうに検査結果が推移したかを知ることが診断をくだすためには重要なのです。

人間ドックで指導をするには、受診者の生活習慣を知る必要もあります。そのために事前に問診用紙に記入してもらったり、診察の際、いろいろ質問をしたりするわけです。ところが、こうした生活習慣には、本人が普段あまり意識していないものや、あるいは問題ないだろうと、誤解しているものも少なくありません。

たとえば、「毎週末何らかの運動をしている」という人は、ほとんどの場合自分が運動不足だなどとは夢にも思っていません。しかし実際に歩数計で日常の歩数を計ってみると、運動している日以外の歩数は極端に少なく、一週間単位でみると完全な運動不足の状態だった、ということもあるのです。

また、「私は食事の量は適正で、決して食べすぎてはいません」と答えた人でも、実は間食を多くとっていることがよくあります。おやつに甘いものを食べることは食事ではないという認識をしているのです。

それでも人間ドックでは、こうした受診者に、生活習慣と検査値との関係を説明し、問題があれば治していくために指導をします。検査値をよくするには、生活習慣を見直し、改善することが必要だと話すわけです。しかし、そのときは理解してもらえたと思っても、ほとんどの人は家に帰り日常生活に戻ると、すぐまた元の望ましくない生活習慣ですごしてしまいます。

特に「食事」の習慣を変えていくのはむずかしい、というのが私の実感でした。忙しく残業の多い職場で働いている人に、「不規則な夕食の時間を、規則的に改めてください」とか、「宴会や飲酒の機会を減らしなさい」といっても、なかなか実行してもらえません。また、好きな食べ物を常に我慢するのも、自分が生活習慣病だと認識していない一般の受診者にはむずかしいようでした。「脂っこいものをひかえれば検査値がよくなりますよ」とアドバイスしても、検査値の異常など、その人の頭の中では「病気ではない、ちょっとした異常」でしかないからです。

生活を変える入り口は「食べる」より「動く」こと

文明が進むにつれ、人間の生活習慣の中で最も大きく変わったのは、「食べる」ことと「動く」ことでしょう。

特に日本人の場合、「食べる」生活習慣はこの五〇年で激変しました。第二次大戦後、食習慣が欧米化し、脂肪分が多い肉食が広まったことで身体そのものが変わってしまったのです。

日本人の多くは、エネルギー源を無駄なく溜め込むことができる遺伝子を持っているといわれています。もともと穀物を中心としたカロリーの少ない食事をとってきたのです。その身体へ、最近になって必要以上の肉が入ってくるようになったのですから、あっという間にカロリー過剰になるのは当然の結果でした。余分なカロリーは身体を動かして消費しなければ、体内に脂肪として蓄積されていきます。

生活の中に電化製品が増え、交通機関が発達することで現代人は本当に動かなくなりました。食習慣が変化してカロリー過剰になった日本人には、二重のダメージになったといっていいでしょう。

生活習慣病の大きな原因のひとつが、「食べすぎ」と「動かないこと」によって蓄積される体内脂肪、特に腹部の内臓につく内臓脂肪です。内臓脂肪については、若い頃はほとんど心配する必要がありません。若い人は活発に身体を動かしますから、太って脂肪がついたといっても、原因はほとんどが「食べすぎ」で、その脂肪も皮下脂肪だからです。

それが中高年になると、食事の量は若い頃より減っても、それを上回るペースで身体を動かすことが少なくなってきます。もちろん、食事によってとるエネルギーが標準より多ければこれも問題ですが、主に「運動不足」が原因となってエネルギー過剰になり、皮下脂肪とともに内臓脂肪が蓄積されるようになってくるのです。

内臓脂肪の有無は厳密にはCT（コンピューター断層撮影法）検査で内臓脂肪の面積を測定して診断します。簡単に判断する場合は、腹囲が男性で八五センチ、女性で九〇センチ以上だと、その存在を疑います。

この内臓脂肪が問題なのです。内臓脂肪はつくのも落ちるのも早いという特徴があります。このため運動不足によって、過剰なカロリーが内臓脂肪として貯えられていくと、血中の脂質が増え、さまざまなトラブルが生じてくるのです。

人間ドックの受診者指導で、いかに生活習慣を変えるのがむずかしいかを日々痛感していた私は、「身体を動かすことや歩くことなら、生活習慣病予防の入り口としてやってみる気になる人が増えるのではないか」と考えるようになりました。私自身、運動としてのウオーキングの楽しさを知り始めたところでしたから、運動することの楽しさも伝える必要があるとも思いました。

そのためには、まず実態を知らなくてはなりません。そこで、受診者の問診から収集したデータを、まずは身体を動かすことについて、整理し検討してみることにしたのです。

運動するならウオーキング

実際には一九九七年五月から九八年一二月の間に人間ドックを受診した三四八四人に、習慣的に運動をしているかどうかをたずねてみました。すると男女とも、週一回は運動をしているという人が一九・一％でした。この数値はその後も多少上下はしましたが、だいたい二〇％前後で大きな変化はみられませんでした。「運動習慣」として求められている運動量は、通常週二回以上です。その半分の頻度である週一回でも、人間ドック受診者の二割程度の人しか習慣化できていないという結果でした。

「週1回以上の運動習慣がある人」の習慣としている運動は何か?

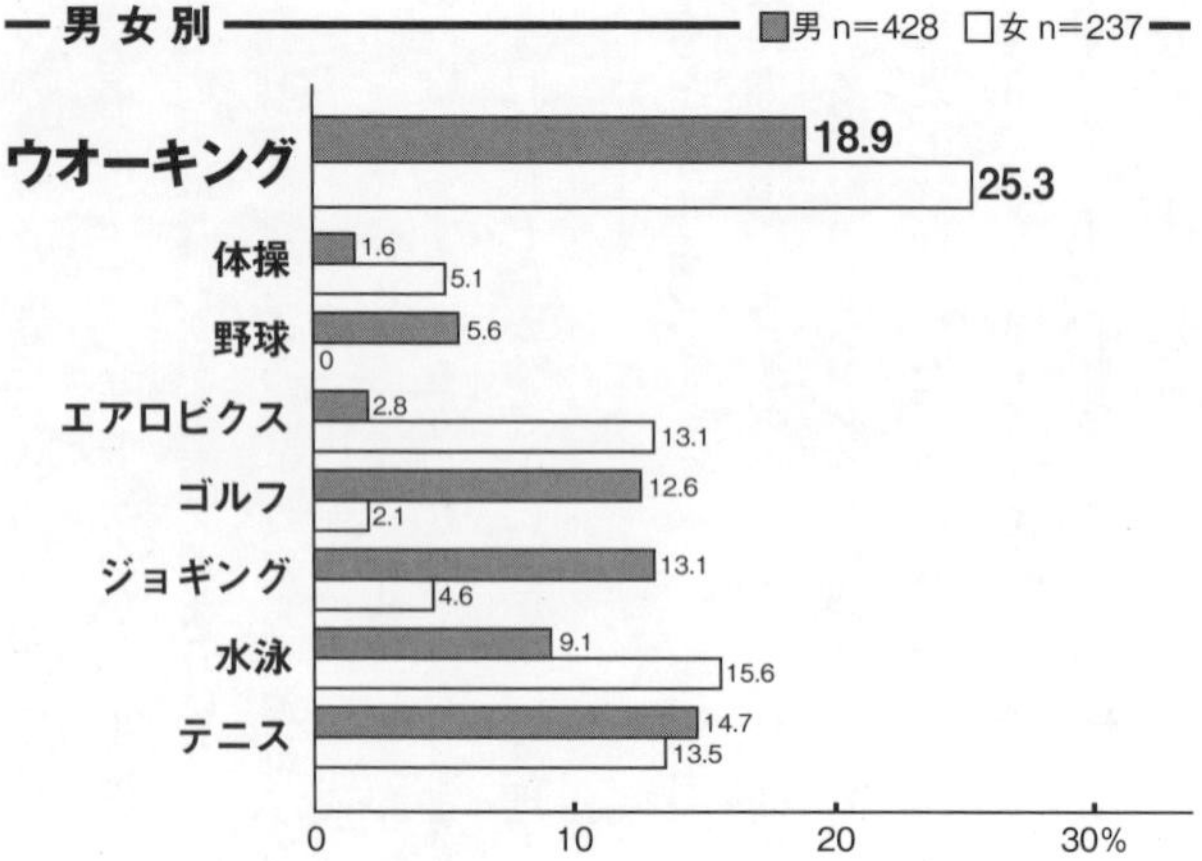

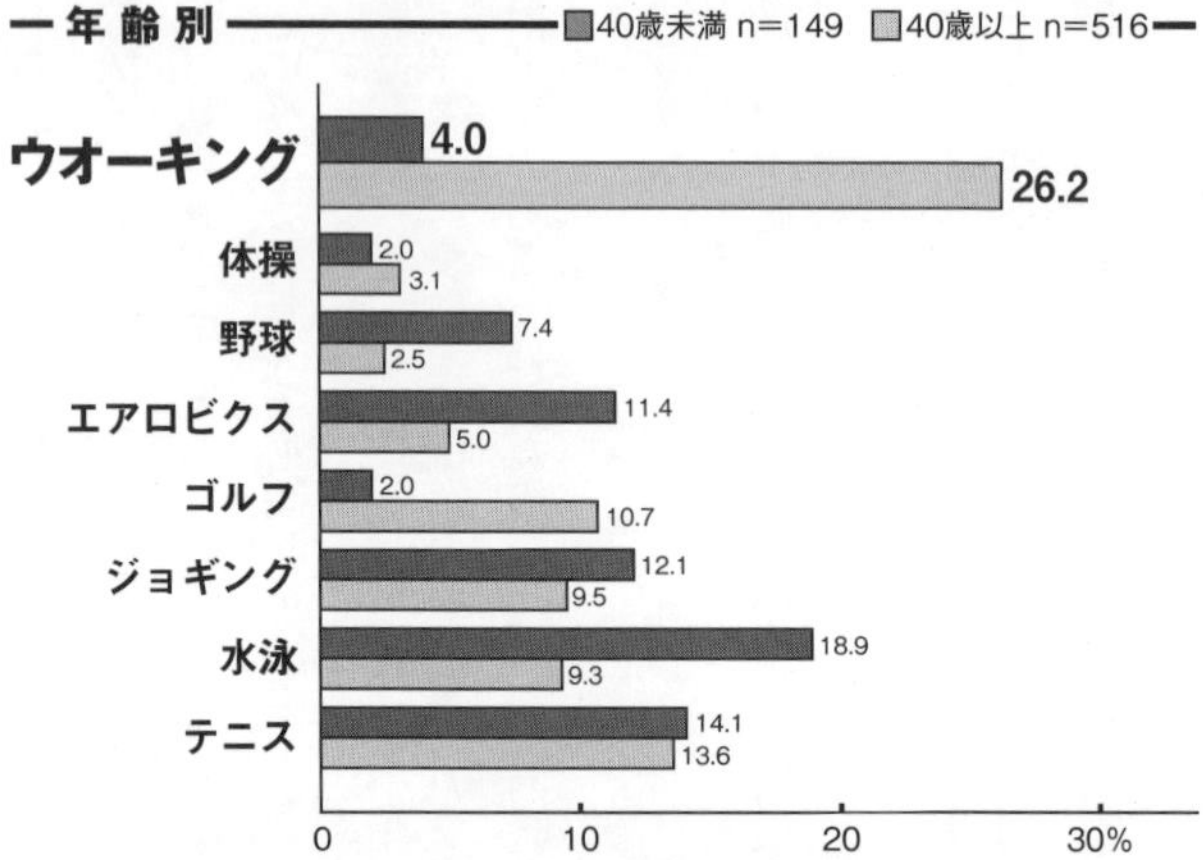

「運動習慣がある人」の運動頻度は？

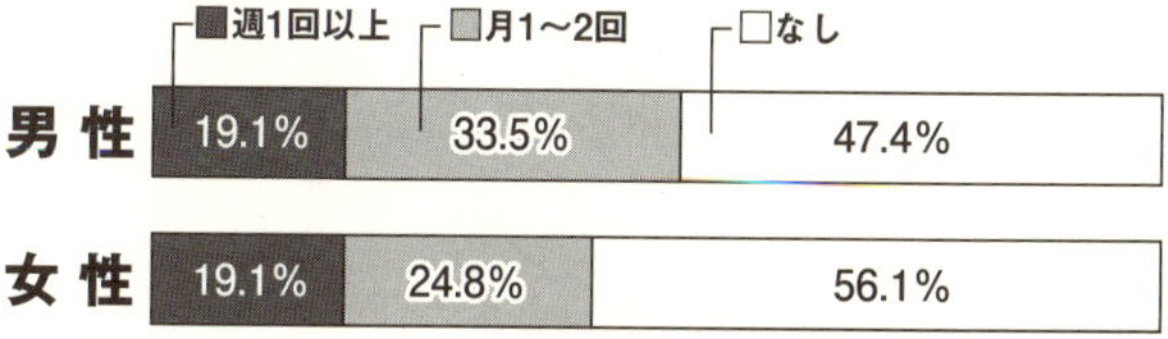

社会保険中央総合病院健康管理センター人間ドックを97年5月～98年12月までに受診した3484人(男2244人、女1240人)の調査

「運動習慣のない人」の新しく始めたい運動は？(n=87)

※97年5月～98年12月に一泊人間ドック受診者87人の調査

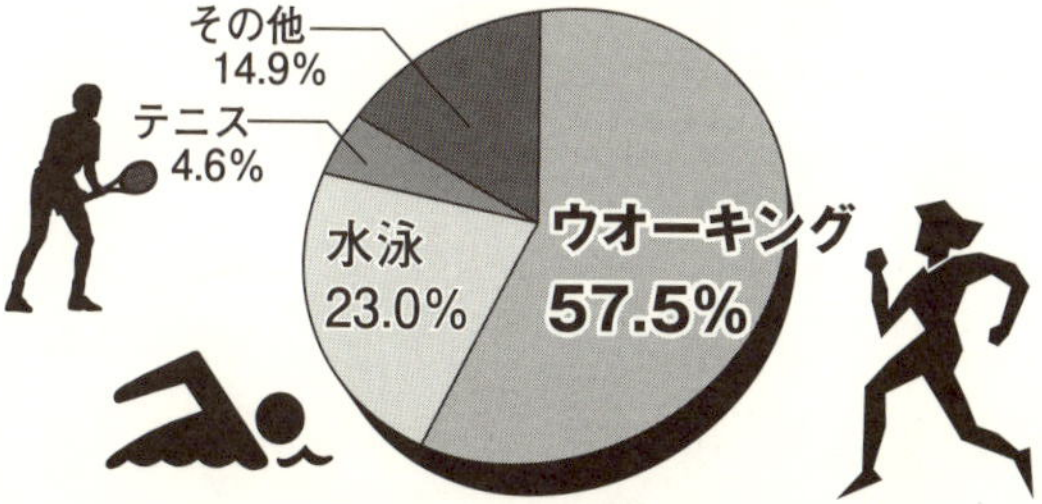

運動する目的は？(n=87・複数回答)

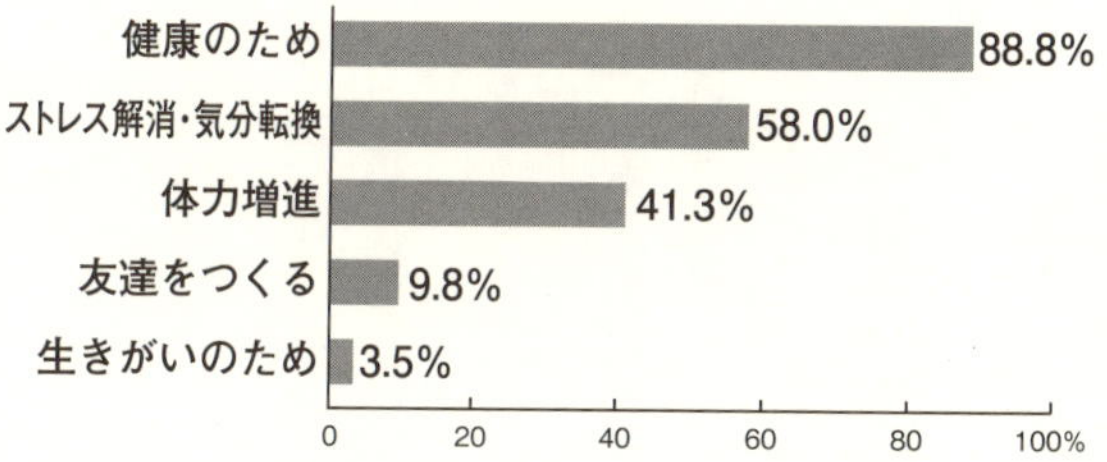

運動の中身はというと、「ウオーキング」という答えが圧倒的に多く、第一位でした。人間ドックの受診者は四〇歳以上がほとんどですから、比較的軽い運動という印象のある「ウオーキング」を選ぶのは当然かもしれません。

さらに、現在何も運動をしていない人（一泊人間ドックの受診者八七人）に対して「やってみたい運動は何か？」とたずねると、これも答えは「ウオーキング」が過半数に上りました。五七・五％が「ウオーキング」、その次は「水泳」の二三％でした。特に若い頃の運動経験がない人に「ウオーキング」という答えの割合が高くなりました。

これはウオーキングという運動が、簡単にできそうだと思えるためでしょう。また、ほかのスポーツと比べると、ウオーキングにはいかにも中高年向きの特徴がいくつもあります。たとえば、特別な技術や道具はいりませんし、体力もそうは必要ありません。道を歩けばいいのですから施設がなくても実行することができます。雨の日でも大丈夫です。安上がりで、いつでも、ひとりでも、仲間と一緒にもできて融通が利く……このような多くのメリットがあげられます。

この調査を行って、時間や場所にあまりこだわらず、しかも装備が手軽にすむ運動として、忙しい現代人にすすめられるのはウオーキングしかない、と確信しました。

そこで私は、人間ドックで検査値が異常になってしまった上に、運動不足でもある人たちに対して、積極的にウオーキングという運動の情報提供をしていったのです。スライドを使い、歩き方の注意から歩く楽しさまで、「歩くことはこんなに身体にいい！」と話すようになりました。

あくまで運動としてのウオーキングですから、中高年の人であれば、「歩き終えてすぐに測定した一分当たりの脈拍が一一〇〜一二五、一回に歩く時間も二〇〜六〇分程度」といった目安も提案しました。ただ脈拍の変化には個人差がありますから、普段の健診で脈拍に異常がないかどうか、注意しておく必要はあります。もし何らかの異常がみつかっている場合は、ウオーキングを始める前に必ず精密検査を受けるように説明しました。

私は、生活習慣病を予防するために最適な運動を広めようと、張り切っていたのです。実際に、これをきっかけに「ウオーキング」を始めた人の変化にはめざましいものがありました。

平均一万歩歩ければ……

たとえばTさん（五五歳）という女性の例をご紹介しましょう。

Tさんは身長が一五二・四センチ、体重は八七・五キロと典型的な肥満でした。肥満度は

「体重（キログラム）÷身長（メートル）÷身長（メートル）」の計算で算出する体格指数＝ＢＭＩ（Body Mass Index）という数値で判断します。ＴさんのＢＭＩ値は三七・六。ちなみにＢＭＩでは二五以上を肥満とみなします（日本肥満学会による）。Ｔさんの数値は、三五を超え、肥満を四つのランクに分けて度合いを示す分類法でも、上から二番めに入る、かなりの肥満でした。

そのほかの検査値では最高血圧（収縮期血圧）がやや高いこと以外、ほぼ問題はありませんでした。ただ本人にも「長生きするために、肥満を解消したい」という意志が強かったので、ダイエットに取り組むことになったのです。

Ｔさんの生活習慣を聞いてみると、職場も家から歩いてすぐの距離にあり、仕事はデスクワークで仕事中に歩くことはあまりないといいます。また運動習慣もなく、買い物もいつも近所ですませ、休日は家の中ですごすことが多いと、身体を動かす機会がきわめて少ないことがわかりました。

食生活でも、甘いものが好きで間食が多い、脂っこい料理が大好き、などといった改善すべき点は多かったのですが、本人は食習慣改善には消極的で、できればウオーキングで改善してみたいとのことでした。体重を落とすには、本来食生活の改善が主になります。摂取エネルギ

❖ BMIの算出方法 ❖

BMI＝体重(kg)÷身長(m)÷身長(m)

例 身長165cm、体重55kgの場合

55(kg)÷1.65(m)÷1.65(m)＝20.2…

肥満の判断基準	BMI	判　定
	18.5未満	低　体　重
	18.5以上～25未満	普通体重
	25以上～30未満	肥満(1度)
	30以上～35未満	肥満(2度)
	35以上～40未満	肥満(3度)
	40以上	肥満(4度)

〈日本肥満学会による〉

ーが多ければ、いくら運動をしても効果は薄いわけですから、運動はあくまで従の立場なのです。しかし、本人の希望もあって、運動としてウオーキングをすることで、どのくらい効果があるのかやってみることにしました。

Tさんはそれから一年間、毎日平均一万〜一万一〇〇〇歩というペースで歩き続けました。その結果、体重は歩き始めて二ヶ月間で三・五キロ減り、その後着実に毎月ほぼ一キロずつ落ちていったのです。一年間の減量結果は一三・五キロのマイナス。BMI値も三一・八まで下がりました。ダイエットとしたら、このペースはやや物足りないかもしれませんが、ウオーキングの効果はそれだけではなかったのです。

Tさんはもともと人間ドックの検査値がほぼ

基準値内だったわけですが、一年間のウオーキングですべての数値が改善されました。脂質では総コレステロール値が二一〇mg／*dl*から一九九mg／*dl*、中性脂肪は一二五mg／*dl*から一〇六mg／*dl*に下がりました。やや高かった最高血圧も一四六mmHgから一二〇mmHgへと基準値内になり、最低血圧も八八mmHgから七三mmHgに下がっていました。

私は生活習慣病の診断の際に、先にあげた四つの病気、①肥満、②高血圧症、③高脂血症、④糖尿病（合併するといわゆる「死の四重奏」と呼ばれる代表的な生活習慣病）のほか、⑤肝機能異常と、⑥高尿酸血症についてもチェックすることにしています。

肝機能異常の検査項目はいろいろありますが、いずれも人間ドックで異常を示すことが非常に多いものです。身体を動かさないこと、不適切な食生活、アルコールのとりすぎといったあやまった生活習慣が即、数値に表れます。反対に、生活習慣を改めると真っ先によい変化が表れるのも、この肝機能の数値です。

尿酸の数値は、高血圧、高脂血症、糖尿病などと連動して上がることが多く、高尿酸血症が進行すると痛風を引き起こします。この病気の発症にも、主に偏った食生活や運動不足が関係しています。私はいつも〈4プラス2〉と考えて、受診者の検査データを診断するようにしているのです。

ウオーキング実践例①

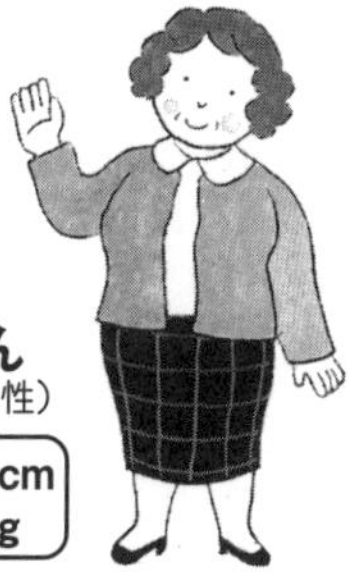

Tさん
（55歳・女性）

歩く前　152.4cm　87.5kg

1年間の体重の推移

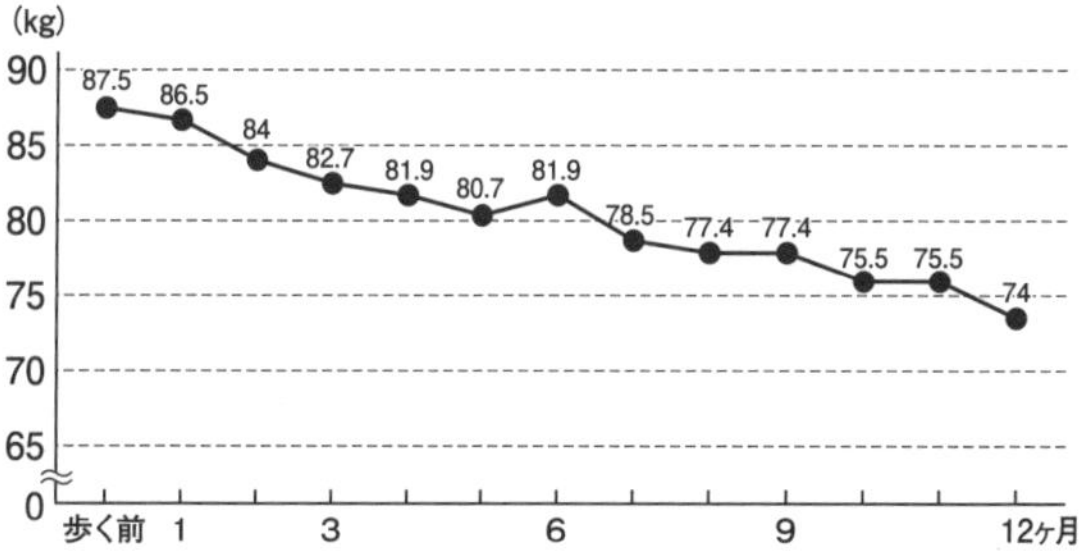

検査数値の推移

検査項目		基準値	歩く前	1年後
体重	(BMI)	18.5～24.9	37.6	**31.8**
血圧	最高血圧(mmHg)	90～139	146	**120**
	最低血圧(mmHg)	＜90	88	**73**
血糖	空腹時血糖(mg/*dl*)	≦109	88	**87**
脂質	総コレステロール(mg/*dl*)	140～199	210	**199**
	中性脂肪(mg/*dl*)	＜150	125	**106**
	HDLコレステロール(mg/*dl*)	≧40	36	**37**
肝機能	GOT(IU/*l*)	≦35	13	**13**
	GPT(IU/*l*)	≦35	16	**12**
	γ-GTP(IU/*l*)	≦55	15	**11**
尿酸	尿酸(mg/*dl*)	≦7.0	5.5	**4.8**

Tさんの場合、歩いたことで、肝機能と、尿酸値にも変化が表れました。GPT（注1）が一六IU／lから一二IU／lに、γ-GTP（注2）が一五IU／lから一一IU／lに下がり、尿酸値も五・五mg／dlから四・八mg／dlに改善されたのです。

大切なのは基準値内になったかどうかではなく、こうした経過をみることです。なぜなら、たとえ基準値内の数値であっても、その人にとっては高い値で、異常な数値であることもあり得るからです。ともあれそうした面を考慮しても、Tさんに関しては、運動としてウオーキングをすることですべての数値が改善されていったのです。

ウオーキングはやはり、生活習慣病予防の切り札になる運動といってよさそうです。私はますます積極的に受診者にウオーキングをすすめるようになりました。しかし、それでも「歩く」ことを運動習慣として定着させる人はなかなか増えていきませんでした。

人間ドックは定期的に受診する人が多いわけですが、一年後にTさんのようにウオーキングを習慣化していた人は、私の話を聞いた中では、わずか一二％にすぎなかったのです。生活習慣病の予防にウオーキングが効果的であることはハッキリしているのに、現代人には、運動そのものを新しい生活習慣として生活に組み込むこと自体、むずかしいことのように思われました。

「運動としてのウオーキング」をうまく受診者に定着させられないのは、指導の仕方に問題があるのではないか、と私はまた新たな壁にぶつかったような気持ちでした。

注1　GPT
グルタミン酸ピルビン酸トランスアミナーゼの略称。ALT（アラニンアミノトランスフェラーゼ）ともいう。肝細胞内でアミノ酸の代謝に関わる酵素。急性肝炎、慢性肝炎、脂肪肝など肝臓疾患があるときに、血中に漏れて高値を示す。慢性肝炎、肥満による脂肪肝などでは、四三ページで説明するGOTより上昇する。基準値は三五IU／l以下。

注2　γ-GTP
ガンマ・グルタミルトランスペプチダーゼの略称。GPTと同様にアミノ酸の代謝に関わる酵素。急性肝炎、慢性肝炎、脂肪肝、アルコールや薬剤で肝障害を起こしたときなどに上昇する。胆石、胆管がんなどの胆道系の病気のときも上昇する。基準値は五五IU／l以下。

運動はどのくらいすればいいのか？

運動の習慣化がむずかしいのには、さまざまな理由が考えられます。一般に生活習慣病の予防・改善に必要とされる運動量がかなり多く設定されているのも、理由にあげていいでしょう。

一九八九年の厚生省（当時）「健康づくりのための運動所要量」では、「一週間で年代により、合計一四〇分〜一八〇分以上の運動が必要」としています（「生活習慣病のしおり」一九九七年）。

心拍数は、ある程度の運動の強さを最大酸素摂取量の何％であるかで判定し、それに対応する心拍数を、年代ごとに計算し目標心拍数としたものです。ここにあげた八九年当時の指標では、目標心拍数は、その年代の人が最大酸素摂取量の五〇％の強さで運動を行ったときの心拍数となっています。

また、ここでいう運動とは、有酸素運動のことです。有酸素運動は、身体の中に酸素を取り込みながら行うスポーツで、一〇〇メートル走や重量挙げのように、ほとんど無呼吸状態で行う激しいスポーツ（無酸素運動）に対し、ジョギングや水泳、ウオーキングのようなものをいいます。一回の有酸素運動で身体が反応する時間を考えると、健康のために運動をするなら、少なくとも一〇分以上継続して行うことが必要になります。この指標が必要としている運動の合計時間は、一日二〇分以上、原則として毎日行うのが望ましいとなっています。

これだけの運動をウオーキングで行うとすると、まず心拍数を目標心拍数まで上げる速度で歩かなくてはなりません。また、週に一、二回は休むとすれば、一日三〇分以上継続して歩くことが必要になります。指標にあげられた運動の例をみても、三〇歳代の健康な人の場合、一日に必要な運動時間は、速歩（分速一〇〇メートルくらい）やエアロビックダンス（軽く）、自転車（時速一八キロくらい）、水泳（脚の推進力に頼らないゆっくりした速さ）で各々二五分、ジョギング（分速一二〇メートルくらい）で二〇分となっています。

こうした運動指針の代表的なものに、アメリカスポーツ医学会の指針（一九七八年）があります。脂質を多くとる食習慣を持ち、肥満の人が多いアメリカでは、早くから健康に対する運動の効果が注目されてきました。ただ、このアメリカで作られた指標は、もともと健康な人の心肺持久力の向上を目指して設定されたもので、運動の強さが「中等度～高い強度（最大酸素摂取量の五〇～八五％）の有酸素運動」を、「一回につき持続的に二〇～六〇分、週三～五日行う」というものでした。

有酸素運動の種類としては、ウオーキング、ジョギング、水泳、サイクリング、クロスカントリースキー、縄跳びなど、さまざまな運動があげられています。この通りに運動をしようとすれば、週に三日以上、やや高い強度の運動をすることになります。アメリカでも、この高いハードルを越えられる人は少なく、また当然習慣化する人も増えていきませんでした。

その後、この指針のレベルより、より低い強度の身体活動でも病気の予防に効果がある、ということがだんだんわかってきました。普段あまり身体を動かさない人や体力のない人なら、中等度の運動をして体力が増せば、それでも病気の予防効果があるとわかったのです。

そこで、アメリカスポーツ医学会とアメリカ疾病対策センターでは九五年、健康増進と病気予防のための指針として、「中等度の身体活動・運動を一日合計三〇分以上（一回八〜一〇分の細切れでも、合計で三〇分以上であればよい）、ほぼ毎日行う」という、ずっと達成しやすいものを新たに発表しました。以前の指針と比べると運動の強度が低くなっており、運動の種類も、ウオーキング、サイクリング、水泳などのほかに、子どもの運動の相手をする、魚釣り、家事、ガーデニング、落ち葉集め、芝刈りといった身体活動まで含めています。そして、運動する時間も合計が一日三〇分になれば、連続して行わなくてもいい、というゆるやかなものになりました。

日本でも九七年に出された、成長期、青・壮年期、高齢期、女性に区分し、それぞれの身体活動のあり方を報告した「健康づくりのための年齢・対象別身体活動指針」では（八九年の「健康づくりのための運動所要量」に準じて、健康のために必要な運動についてその強度や回数を示しているものの）、従来の「運動」という概念にとどまらず、身体活動の種類を広げています。

ここでは、高齢者（主に六五〜七四歳の前期高齢者）の「健康の保持・増進と疾病の予防・改善」には、最大酸素摂取量の五〇％程度の有酸素運動、あるいは主観的に「楽である」と感じる程度の身体活動を、一日二〇分以上、週二回以上、一週間では合計一四〇分以上行うのが望ましい、となっています。

身体活動の種類としては、ウオーキング、ジョギング、水中運動、軽い体操、ゲートボールなどの運動・スポーツのほか、散歩や買い物での歩行などの日常生活活動、日曜大工や園芸、ハイキングなどの趣味・レジャー活動も加えられています。

このように、低い強度の身体活動や運動でも健康には効果があるという日米両国の指針の変化は、運動としてウオーキングを習慣化するのがむずかしければ、日常生活の中で、活発に、より多く歩くことでいくらかでも補えるのではないか、と思い始めていた私を勇気づけてくれるものでした。

中等度の運動を、八〜一〇分、細切れでもよいから一日に三〇分行う。健康によい効果があるなら、ハードなウオーキングの代わりに、より軽いウオーキング。さらにいえば、日常生活で活動的により多く歩くだけでもかなりの効果があるのではないか——と私は考えるようになっていたのです。

その後、二〇〇〇年に厚生労働省が発表した「21世紀における国民健康づくり運動（健康日本21）」では、「生活習慣病の予防などの効果は、身体活動量（「身体活動の強さ」×「行った時間」の合計）の増加に従って上昇する」、「身体活動量を増やすためには、状況に応じて、通勤・買い物で歩くこと、階段を上がること、運動・スポーツを行うことなど身体を動かすことを日常生活に取り入れることが必要である」と書かれるまでになりました。

非日常の行為はなかなか実践できない

実際、Tさんのように人間ドックの検査値をすべて改善するには、ウオーキングを一日一万歩を目安に行うのが効果的です。できればそれに加えて、週に一回以上のジョギング、水泳、サイクリングといった有酸素運動をすればなお理想的といえます。

しかし、普段一日に五〇〇〇歩も歩いていない、あるいはデスクワークばかりの人が、「一日一万歩を目安に歩いてください。一週間で合計が七万歩になればいいですよ」といわれても、どこから始めればいいかわからないのは当然です。それまで歩く習慣がなかった人に、いきなり一万歩は目標が高すぎます。習慣のない人にとって、新たな運動はいわば「非日常の行為」だからです。

非日常の行為をいきなり実行するのは、人間にとって抵抗が大きいものです。ましてや習慣化するとなると、なおのことむずかしくなります。人間ドックの受診者からも「私は意志が弱いから」「何をやっても続いたことがないのですよ」といった声がよく聞かれます。それは楽しくないことは長く続けられないという、人間の本性がいわせる正直な声だと思います。

それなら、日常の行為を少し増やしてみるのはどうだろう。一日一万歩などという高い目標を掲げるのではなく、普段歩いている歩数を少しだけ増やすという、誰にでもできるような提案ならどうだろう。それが私のたどりついたアイディアでした。

人間は習慣の動物だとよくいわれます。朝食をご飯にみそ汁、焼き魚と決めている人が、突然、パンと卵とコーヒーに変えるのはむずかしいものです。それが旅先での一時的なことなら受け入れられても、一気にすべてを変えるのはむずかしいのです。

しかし、この和食の朝食にヨーグルトをつけ加えるだけならどうでしょう。そのくらいなら誰でもすんなり受け入れられるのではないでしょうか。つまり、何か新しいことを始めるのはむずかしくても、日常的に行っていることに少しだけつけ加える、少しだけプラスするのは、たやすいということです。

人間ドックの受診者に「日常生活でしていることを少し増やす」という提案をするところか

ら始めてみよう、と私は考えました。大切なのは、急激にハードに歩き始めて、すぐやめてしまうのではなく、歩くことを習慣として長く続けていくことなのですから。

新しいウオーキングの提案

私は受診者に「今より少しだけ多く歩いてみましょう」という指導を始めました。

Tさんの例のように、一日一万歩のウオーキングを継続すれば、検査値がめざましく改善されるのは明らかでしたが、一〇〇人の人にウオーキングをすすめて、ひとり、ふたりが習慣化してくれるより、一〇〇人全員が、まずは毎日の歩数を増やし始めてくれるほうが、すべての人の生活習慣病予防に一歩近づくことになるのは間違いないからです。

そのためには、何か具体的な目安が必要でした。そこで「一日、一〇〇〇歩多く歩く」という数字をあげてみたのです。一〇〇〇歩、というのは平均的な大人が歩いておよそ一〇分ほどになります。一〇分くらいの時間なら、どんなに忙しい人でも、作り出すのはむずかしくないでしょう。

さらに、「歩数」には「場所を移動するための歩行」だけではなく、「日常生活のさまざまな行動の中にあるすべての歩行」も含めることにしました。ですから、家事をしている主婦であっても、何かすることがあるたびにこまめに動いて室内での歩数を増やせばそれでもいいのです。おっくうがらずに拭き掃除をしたり、洗濯ものが多い日に何度もベランダまで干しに行くだけで、家の中でもかなり歩数は増えていきます。外出するときも、一度にすべての用事をすまさず、何度も出かけるようにすれば、外を歩く歩数が増えるだけでなく、生活の中で身体を動かすようになっていくはずでした。

こうして、私の中で少しずつ、日常生活の延長上にある楽しいウオーキングの姿がまとまってきました。人間ドックの受診者に、私は以下のように「歩く」ことをすすめるようになりました。

▼日常生活の中で、意識して活動的に身体を動かし、歩く
▼家事や仕事をしながら、室内でもより多く歩く
▼移動するときは機敏に動く
▼なるべくエレベーター、エスカレーターに乗らずに階段を使う
▼近い距離なら、バスや車、電車に乗らず、せっせと歩く
▼ある程度連続して歩くときは、活発に。前を歩いている人がいるなら、その人を追い越すよ

うに心がけて、さっさっと歩く

▼強度、時間、距離、頻度より歩数をどれだけ増やせたかを重視する

実際に検査値がよくなったIさん

こうした指導で、実際に多くの人たちの検査値が改善されるようになっていったのです。Iさんもそんな受診者のひとりでした。

Iさんは五三歳の男性。身長一六二・五センチで体重は六〇・六キロ。肥満の度合いをみるBMI値は二二・九でした。この数値だけでは問題のない体型のように思えます。しかし検査をしてみると、血圧以外すべての数値が異常を示していたのです。

空腹時の血糖値が一一三mg／*dl*で「要経過観察」、肝機能のGOT（注3）が三五IU／*l*でぎりぎり基準値内、GPTとγ-GTPはそれぞれ七一IU／*l*と一一三IU／*l*で「要精密検査」でした。さらに脂質でも総コレステロールが二四二mg／*dl*、中性脂肪が二九二mg／*dl*とどちらも「要医療」で、尿酸値も八・一mg／*dl*と「要医療」の段階に達していました。

これだけ多くの項目で重複して異常な数値が出るということは、生活習慣病と考えてよさそうでした。「要医療」段階が多いので薬による治療を考えたくなるところですが、私は生活習

慣次第で改善するのではと考え、Iさんの生活について質問してみました。

すると、Iさんには運動習慣がなく、日常の身体活動も非常に少ないことがわかりました。ちなみに普段の一日の歩数を聞いてみると、約五〇〇〇歩くらいとのことでした。そこで、歩数を増やすよう指導することにしたのです。

Iさんの場合、適正体重であるのに、複数の検査値がここまで上昇したのは、内臓に脂肪がついている、いわゆる「隠れ肥満」の可能性がありそうでした。若い頃やせていた人が次第に太って、具体的には二〇歳の時点から七キロ以上体重が増えた場合や、もともとやせ気味の人が急に太ると、適正体重でも相対的に脂肪が多い体型になります。Iさんの場合、一年間で四キロほど太ったとのことでした。

肥満は前にも述べたように、多くの生活習慣病と最も因果関係が深いので、Iさんも歩数を増やし「隠れ肥満」を解消すると、かなり検査数値はよくなると予測しました。

私はこうアドバイスしました。

「まず一日一〇〇〇歩、歩数を増やしてみましょう。エスカレーターの代わりに階段を使う。昼休みも少し遠くの店へ歩いて食事に行く、といった工夫をしてみるといいですね。一〇〇〇歩から始めて、無理をしない程度に歩数を増やしてみてください。増やす歩数は日によってばらつきがあってもかまいませんから、一週間で七〇〇〇歩程度増えるのが目安です。この効果を、次回の検査数値でチェックしましょう」

その後一ヶ月間の、Iさんの歩数は一日当たり平均約五一〇〇歩で、そんなに変わっていませんでした。変化があったのは、さらに一ヶ月が経ってからでした。一日の平均は五九〇〇歩（一日当たり約一〇〇〇歩プラス）。検査値にはいくらか改善がみられるようになっていました。私は「以前より多く歩いた効果が出ていますね。できれば、もう少し歩数を増やすともっと効果がありますよ」と話しました。

最初の健診から三ヶ月経ったとき、Iさんの一日の平均歩数は七四〇〇歩にまで増えていました。この時点で、歩数がそれほど劇的に増えたわけではないのに、検査値にはハッキリ変化が表れたのです。

「要経過観察」だった空腹時血糖値が一〇四mg／*dl*と基準値内に下がり、肝機能でぎりぎり基準値だったGOTが二三IU／*l*に、「要医療」だった尿酸値も六・五mg／*dl*と基準値内に下がっていました。肝機能の残り二項目（GPT値とγ-GTP値）と脂質も、だいぶ改善されました。

Iさんはその後、一日六〇〇〇歩から七〇〇〇歩程度という生活を続けました。一日ごとの

ウオーキング実践例②

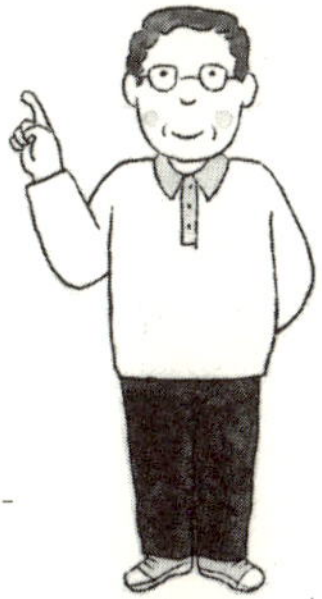

Iさん
（53歳・男性）

歩く前	
	162.5cm
	60.6kg

1日当たりの平均歩数の推移（月別）

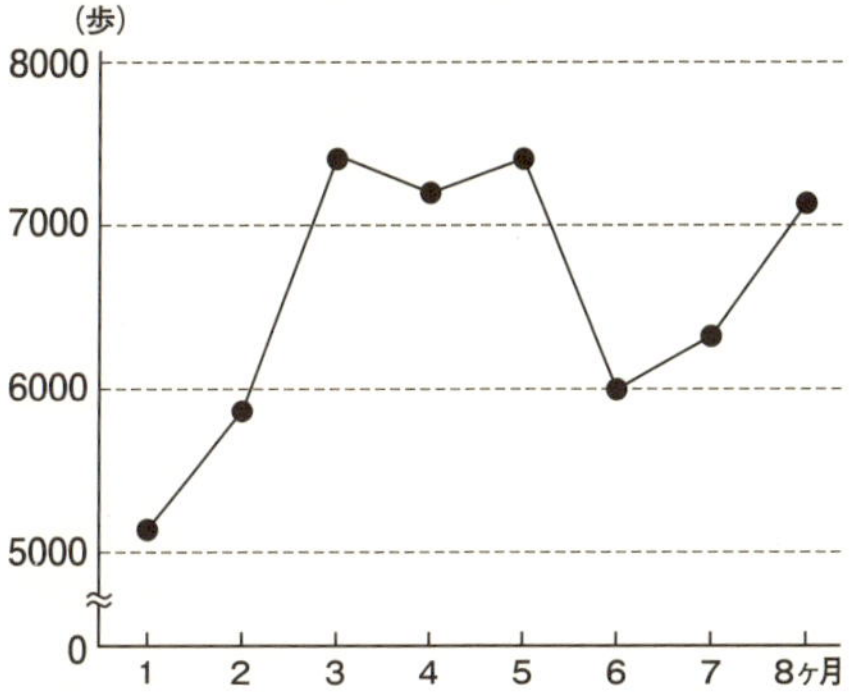

検査数値の推移

検査項目		基準値	歩く前	3ヶ月後	8ヶ月後
体　重	（BMI）	18.5〜24.9	22.9		**22.9**
血　圧	最高血圧（mmHg）	90〜139	121		**112**
	最低血圧（mmHg）	＜90	80		**60**
血　糖	空腹時血糖（mg/*dl*）	≦109	113	104	**104**
脂　質	総コレステロール（mg/*dl*）	140〜199	242	223	**216**
	中性脂肪（mg/*dl*）	＜150	292	250	**146**
	HDLコレステロール（mg/*dl*）	≧40	46	44	**55**
肝機能	GOT（IU/*l*）	≦35	35	23	**16**
	GPT（IU/*l*）	≦35	71	45	**18**
	γ-GTP（IU/*l*）	≦55	113	84	**40**
尿　酸	尿酸（mg/*dl*）	≦7.0	8.1	6.5	**6.6**

歩数をみると、少ない日は三〇〇〇歩ということもありましたが、そんな週は週末に一万歩以上歩いて、歩数をかせぐ努力もしていました。

八ヶ月後の検査結果では、肝機能のＧＯＴ値はさらに下がって一六IU／lとなり、ＧＰＴ値が一八IU／l、γ-ＧＴＰ値が四〇IU／lといずれも基準値内に収まりました。善玉コレステロールであるＨＤＬコレステロール値が五五mg／dlと大幅に増えているのも目につきました。血糖値や尿酸値も前回並みに基準値内を示し、総コレステロール値以外はすべての数値が、基準値内になったのです。

一方、体重はといえば、六〇・六キロと変わりませんでした。減量はできなかったものの、一日当たりの歩数を一〇〇〇歩増やすことから始めて、ほんの少しがんばっただけで、検査値はかなり改善されていったわけです。

最終的に一日二〇〇〇歩あまり歩数を増やした結果、「要医療」にまで進んでいた検査値の悪化がここまで見事に回復したのですから、Ｉさん本人はもちろん医師として私もたいへん驚き、そしてうれしく思いました。まず「一日、今までより一〇〇〇歩多く歩こう」という指導に、私が自信を持った瞬間でした。

注3　GOT
グルタミン酸オキザロ酢酸トランスアミナーゼの略称。AST（アスパラギン酸アミノトランスフェラーゼ）ともいう。GPTと同様に、アミノ酸の代謝に関わる酵素で、肝障害があると上昇する。GPTとは異なり、肝臓のほか、心臓、腎臓、骨格筋にも含まれ、これらの疾患でも上昇する。基準値は三五IU／l以下。

〈ライフスタイル・ウオーキング〉の誕生

こうした日常的な行動を活動的にすることで、結果的に歩数を増やすウオーキングを、私は〈ライフスタイル・ウオーキング〉と呼ぶことにしました。

脈拍を計り、歩く速度や時間、頻度などを設定して行う、運動としてのウオーキングは〈エクササイズ・ウオーキング〉、全国各地でイベントも行われている長い距離（一〇〜四〇キロ）を長時間歩くウオーキングは〈ロング・ウオーキング〉とも呼ばれています。こうしたウオーキングと区別するために〈ライフスタイル・ウオーキング〉という名前を考えてみたのです。日常やっていることを少しだけ増やす。日常的な行動を活発にするのだから、これは「ライフスタイルやないか」というわけです。

現代人は運動をしなくなったから生活習慣病になったのではないか、と私は考えています。歩かなくなったから病気になったのです。ほとんど一日、オフィスで座ったまま仕事をしている人は、通勤状況や生活習慣の差はあっても、おそらく日に三〇〇〇歩、よくてせいぜい五〇〇〇歩くらいしか歩いていません。

成人の歩幅を七〇センチとすると、一日に二キロから三・五キロになります。人が普通に歩いている速さは時速四キロといわれていますから、時間にすれば、三〇分から五〇分強ということになります。

〈ライフスタイル・ウオーキング〉では、日常生活の中で、今までより一日一〇〇〇歩多く歩くことをとりあえず目安にします。しかし、歩数を一日に何歩増やし最終的に何歩にするか、ということはそんなに重要ではありません。本当に大切なのは「意識して活動的に身体を動かし歩く」ことなのです。

私が「歩く」ことをすすめるのは、人間ドックの医師として、目の前の生活習慣病予防に歩けば効果があると、具体的な例をみて確信したからです。もちろん、現在それほど歩いていなくても、生活習慣病になっていないなら、そういう人たちにまで強いて「歩きなさい」というつもりはありません。あくまで、身体を動かさなくなったことがひとつの原因になって、健康を損ねた状態になっている人を対象に考えているのです。歩くことはいちばん簡単で、日常生活をほんの少し変えるだけで始められる治療法であり、生活改善の第一歩として最適な方法でもあるのです。

ですから〈ライフスタイル・ウオーキング〉は、運動習慣の次善の策ではありません。日常生活のすべての行動に含まれる「歩く行為」を増やせば、わざわざ運動の時間をとらなくても、動かないためにあちこち具合が悪くなった私たち現代人の身体は、多くの場合、健康な状態に戻るのです。

第二章　生活習慣病と人間ドック

検査値の意味

生活習慣病は長い時間をかけて、本人が気づかないうちに進行します。「年齢を重ねれば、体調があちこち悪くなるのは仕方がない」とそのまま放置しておけば、脳卒中や心筋梗塞といった重大な病気を招くこともあります。そこで大切になってくるのが日頃の健康チェックです。四〇歳を過ぎたら、一年に一度は人間ドックや、健診を受けたいものです。

人間ドックや健診で得られる検査値のデータは、健康状態を知るための貴重な情報です。しかしある程度は、数値の意味を理解しないと、それはただの数字にすぎません。検査終了後に医師から説明を受けますが、話が専門的になると質問をためらってしまう人も多いのではないでしょうか。ですから、検査値や、医師がそのデータをどう解釈するか、受診者にもある程度の知識があるといいと思います。

この章では、ウオーキングの効果をきちんと理解していくために、検査値のデータと生活習慣病の目安についてやさしく解説したいと思います。もちろん何度も人間ドックを受診すればかなりのことは理解できますし、今では検査結果に解説をつける施設もあります。無論、医師の説明もあるでしょうから、もうすでによく知っているという読者は、第三章に進んでくださ

生活習慣病に関連のある検査項目の検査値による指導区分の基準範囲

検査項目	A 異常なし	B 軽度異常	C 要経過観察	D 要医療	E 要精密検査
体重					
（ＢＭＩ）	18.5〜24.9		＜18.5、 25.0≦		
血圧					
最高血圧（mmHg）	90〜139	＜90、 140〜149	150〜159	≧160	
最低血圧（mmHg）	＜90	90〜94	95〜99	≧100	
血糖					
空腹時血糖（mg/dl）	≦109		110〜115	≦126	116〜125
脂質					
総コレステロール（mg/dl）	140〜199	200〜219	220〜239	≧240	＜140
中性脂肪（mg/dl）	＜150	150〜199	200〜249	≧250	
HDLコレステロール（mg/dl）	≧40		39〜35	＜35	
肝機能					
GOT（IU/l）	≦35		36〜49		≧50
GPT（IU/l）	≦35		36〜49		≧50
γ-GTP（IU/l）	≦55	56〜79	80〜99		≧100
尿酸					
尿酸（mg/dl）	≦7.0		7.1〜7.9	≧8.0	

※基準範囲は施設により若干異なることがあります

ってけっこうです。また、復習のつもりで読んでいただくのもいいかと思います。

検査数値と六つの生活習慣病

まず、四大生活習慣病と、私が診断に使う二つの病気を加えた〈4プラス2〉の、六つの生活習慣病と、その検査数値について説明していきます。（なお、指導区分の基準範囲については、施設により若干異なることがあります。自分の受診した施設の基準に従ってください）

〈肥満〉

肥満とは、体重が多いことではなく、体内に過剰に脂肪が蓄積した状態をいいます。脂肪量を正確に測定するのはむずかしいので、通常、身長当たりの体重で表します。

さまざまな数値化の方法がありますが、現在国際的に使われているのは、体格指数＝BMI（Body Mass Index）です。Tさんのところで紹介した通り、計算式は「体重（キログラム）÷身長（メートル）÷身長（メートル）」です。判定基準は、日本では一八・五以上〜二五未満を普通体重とし、二五以上は肥満と判定しています。

医学的に、最も病気の少ないBMI値は男女とも二二前後との報告があり、多くの例でみても数値が大きくなるほど病気の発生率も高くなっています。太っていても、生活習慣病を併発していない場合は特に問題はありませんが、そうでない場合は減量することが大切です。また通常、肥満に加えてほかの病気を併発している場合、減量するとほかの病気の状態も改善されていきます。

しかしＢＭＩは体組成ではなく、あくまで体重の要素が大きな比重を占めますから、骨太の人や筋肉質の人は肥満と判定されがちです。また、逆に体内の脂肪が多くても、体重が少ない場合は普通体重と判定される場合もあります。

このため、最近は肥満をＢＭＩだけでなく、体脂肪率を測定して判定するようになりました。インピーダンス法（生体に微少の高周波電流を流し、電気抵抗を測定して体脂肪を推定する方法）により、体脂肪を測定する器械が販売されています。最近は体重計に付設したものが多いようです。

測定機種や性別によって基準値は異なりますが、男性では体脂肪率二五％以上、女性は三〇％以上を肥満と判定しています。

肥満で問題となるのは、脂肪の過多とともに、その分布状況です。主に皮下組織に多くつくのを皮下脂肪型肥満、内臓組織に多くつくのを内臓脂肪型肥満といい、生活習慣病に関わりが深いのは後者のほうです。この内臓脂肪の過多は、これまでCT検査で判定していましたが、最近では体重測定と同時に測定できる便利な体重計も販売されています。

内臓脂肪が多いかどうかを判定する簡便な方法は、腹囲を測定することです。男性では八五センチ以上、女性では九〇センチ以上あると内臓脂肪型肥満の疑いがあります。

〈高血圧症〉

血圧とは、心臓の収縮によって送り出された血液が動脈壁に加える圧力のことです。心臓が収縮したときの血圧を最高血圧（収縮期血圧）といい、心臓が拡張したときの血圧を最低血圧（拡張期血圧）といいます。

健診における「異常なし」は、最高血圧が九〇〜一三九mmHg、かつ最低血圧が九〇mmHg未満です。

最高血圧が一四〇〜一四九mmHg、最低血圧が九〇〜九四mmHgのいずれかの場合は「軽度異常」、最高血圧が一五〇〜一五九mmHg、最低血圧が九五〜九九mmHgのいずれかの場合は「要経過観察」、最高血圧が一六〇mmHg以上、最低血圧が一〇〇mmHg以上のいずれかの場合は「要医療」としています。

血圧の計測は測る環境や時間によって違ってきます。血圧そのものが時々刻々変化するものですから、いつも同じ数値が出ることはないのです。健診や人間ドックで測ると緊張するせいか、しばしばいつもより高めの数値になります。あまり高い数値が出た場合は、深呼吸したり、しばらく安静にして再度測定することも必要です。また血圧が高いと指摘されたら、時間による変化を考慮するために、朝起きたときと寝る前に測定して記録しておくと判断材料になります。

さらに血圧は肉体的・精神的ストレスが大きく関与しますので、いつもより血圧が高いときは、ストレッチやウオーキングを行ったり、好きな音楽を聴くなどして心身の緊張をほぐすことも大切です。

高血圧の人の九〇%以上は、原因がよくわかりません。そのため本態性高血圧と呼び、遺伝体質と生活習慣が発症の重要な因子とされています。遺伝体質があっても、生活習慣の改善で発病を防ぐことはできます。本態性高血圧以外の高血圧は二次性高血圧と呼ばれ、腎疾患や内分泌疾患などが原因です。

高血圧の予防・改善に関係の深い生活習慣の中で、最も重要なのは食塩のとりすぎです。高血圧の人は、一日七グラム以下にするようにと指導されます。前述の「健康日本21」では、高血圧予防のためには一日当たりの食塩摂取目標を一〇グラム未満としています。そのほか、カリウム摂取量を増やす、節度ある飲酒を心がける、肥満の解消、運動不足の解消といった改善も必要です。

血圧は年齢が上がるにつれて徐々に高くなります。高血圧が長く続けば、脳卒中や心筋梗塞といった重大な病気を引き起こす危険性が高くなるので、注意しなくてはなりません。

〈高脂血症〉

血液中の脂質には四つの種類があります。コレステロール、中性脂肪（トリグリセライド）、リン脂質、遊離脂肪酸です。「総コレステロール」という言葉は、コレステロールに遊離型、エステル型の二種あるため、両方を合わせたという意味の呼称です。また中性脂肪は、そのほとんどが血液中ではトリグリセライドという形で存在するので、別称としてトリグリセライドと呼ぶ場合もあります。

コレステロールと中性脂肪はほとんど水に溶けません。このままでは、血液中に存在できないため、血液中では水溶性の物質に包まれた形になっていて、「リポたんぱく」と呼ばれています。リポたんぱくのひとつである、低比重リポたんぱく（ＬＤＬ）に含まれているコレステロールをLDLコレステロール（いわゆる悪玉コレステロール）といいます。また、高比重リポたんぱく（HDL）に含まれているコレステロールを、HDLコレステロール（いわゆる善玉コレステロール）といいます。

コレステロール自体は組織の細胞膜の成分となったり、副腎ではホルモンの素になるなど人の身体にとって大切なものですが、血中に主としてLDLが多くなると、必要以上に動脈壁に取り込まれ、血管壁にコレステロールの塊を中心とした動脈硬化巣を形成します。LDLコレステロールが悪玉コレステロールと呼ばれるのはこのためです。一方、HDLコレステロールが善玉コレステロールと呼ばれるのは、HDLが動脈壁などからコレステロールを引き抜き、肝臓へ運ぶ働きをするからなのです。

人間ドックでは通常、総コレステロール、中性脂肪、HDLコレステロールの三種を検査します。最近ではLDLコレステロールを直接測定する施設も出てきました。

総コレステロールの基準値は、一四〇〜一九九mg／*dl*が「異常なし」、二〇〇〜二一九mg／*dl*が「軽度異常」、二二〇〜二三九mg／*dl*が「要経過観察」、二四〇mg／*dl*以上が「要医療」です。中性脂肪は一五〇mg／*dl*未満が「異常なし」、一五〇〜一九九mg／*dl*が「軽度異常」、二〇〇〜二四九mg／*dl*が「要経過観察」、二五〇mg／*dl*以上が「要医療」です。HDLコレステロールは四〇mg／dl以上が「異常なし」、三九〜三五mg／dlが「要経過観察」、三五mg／dl未満が「要医療」です。

血中の脂質の数値は、検査前日から数日前の食事内容によって異常値を示すことがよくあります。一度異常値が出たからとあわてずに、心当たりがあれば、普通の食生活に戻してから再検査することも必要です。

高脂血症の予防には食事への注意が重要になります。動物性脂肪を減らし、植物性脂肪を多めにとる、コレステロールの多い食物は減らす、食物繊維を多くとるといったことを心がけてください。

〈糖尿病（高血糖）〉

血液の中の血糖（ブドウ糖）の量が異常に増え、血糖値が高くなった状態を高血糖といいます。血糖は空腹時が最も低く、食事をすると高くなります。

人間ドックにおける高血糖の診断には、通常、朝の空腹時の血糖を検査します。血糖が一〇九mg／dl以下を「異常なし」、一一〇〜一一五mg／dlを「要経過観察」、一一六〜一二五mg／dlを「要精密検査」、一二六mg／dl以上を「要医療」としています。朝の空腹時の血糖は前日の食事内容などに影響されるので、軽い糖尿病の人が「異常なし」と判定されたり、「異常なし」の人が「要精密検査」と診断されることがあります。

こうした不確定さをなくすため、最近は過去一〜二ヶ月前までの血糖値の状態を示すヘモグロビン（Hb）A1c を同時に測って判定するようになりました。HbA1c が六・一％以上を「要医療」と判定して、空腹時の血糖が「異常なし」「要経過観察」の場合でも精密検査を受けるように指導しています。五・五〜六・〇％は「要経過観察」とします。精密検査で行われるのは、七五グラムブドウ糖負荷試験（注4）です。

糖尿病の診断は複雑です。糖尿病型の高血糖は、別々の日に検査をして、以下の①〜③の要素が二回確認できたときに糖尿病と診断します。

①空腹時血糖値が一二六mg／*dl*以上　②七五グラムブドウ糖負荷試験で負荷後二時間の値が二〇〇mg／*dl*以上　③食事に関係なく、測定した血糖値が二〇〇mg／*dl*以上

ただし、口のかわき、多飲、多尿、体重減少などの糖尿病特有の症状があったり、HbA1c が六・五％以上であったり、糖尿病性網膜症の症状があれば、一回の検査でも糖尿病と診断します。

糖尿病には、すい臓の働きが悪くなってインスリン（すい臓から分泌されるホルモン）が欠

乏することで起こる1型と、インスリンの分泌低下に加えて、インスリンの働きが悪くなって起こる2型があります。日本人の糖尿病は、九五％が2型です。

現在糖尿病の人が増えているのは、食事の量（特に脂肪分）が増え肥満が増加したこと、運動量が極端に減ったことが主な原因です。日本人は欧米人と違い、血糖をコントロールするインスリンの分泌が遺伝的に少ない体質であるため、少し肥満傾向になっただけでも糖尿病発症の確率が高くなるといわれています。糖尿病の予防には、身体をよく動かし、脂肪分を減らした適正な食事で適正体重を維持することが大切です。

注4　ブドウ糖負荷試験
空腹時に七五グラムのブドウ糖の水溶液を飲んで、空腹時、三〇分、一時間、二時間の間に血糖値がどのように変化するかを調べる検査。空腹時の血糖値に異常があった場合の精密検査として行われる。空腹時血糖が一一〇mg／*dl*未満、および負荷後二時間の血糖が一四〇mg／*dl*未満を正常型とし、空腹時血糖が一二六mg／*dl*以上、または負荷後二時間の血糖が二〇〇mg／*dl*以上を糖尿病型とする。正常型、糖尿病型のいずれにも属さないものを境界型とする。

〈肝機能異常〉

肝臓ではたんぱく質、脂質、糖などの分解・合成といった代謝が行われています。こうした代謝の働きをになう酵素が肝細胞内には多く存在しています。肝細胞に障害が発生すると、これらの酵素は血液中に過剰に漏れ出てきます。肝機能検査ではその血中の酵素を測定するのです。

人間ドックでは、GOT、GPT、γ-GTP、LDH、ChE（コリンエステラーゼ）、ALP（アルカリホスファターゼ）、ZTTなどを測定します。定期健診で主に検査するのは、このうちのGOT、GPT、γ-GTPの三種（前述の注を参照）です。

肝機能の異常は、急性肝炎、慢性肝炎、肝硬変、脂肪肝、薬剤性肝障害、胆石症、アルコール性肝障害といった肝疾患で表れます。これらの肝疾患を正確に診断するには、肝機能検査のほかに、肝炎ウイルスの検査や超音波検査なども行います。

生活習慣病と関連が深いのは、脂肪肝とアルコール性肝障害です。経過観察は主にGOT、GPT、γ-GTPの三種で行います。

〈高尿酸血症〉

尿酸は腎臓から排泄され、正常な状態なら生成と排泄が同量になるようコントロールされています。それが多く作られたり排泄が少なくなったりすると、血中の尿酸の量が増え、高尿酸になります。

尿酸値は七・〇mg／*dl*以下を「異常なし」、七・一〜七・九mg／*dl*を「要経過観察」、八・〇mg／*dl*以上を「要医療」と判定します。高尿酸が進んだ状態の病名としてよく知られているのが「痛風」ですが、これは長期間尿酸値が高い状態が続き、関節に尿酸の結晶が沈着して起こります。飲みすぎ、食べすぎをきっかけに、まず足の親指のつけ根の関節が突然赤く腫れ、激痛を伴うのが特徴です。痛風発作を起こさなくても、関節や腎臓などの組織に尿酸が沈着すると、腎結石や腎障害などの合併症を起こすことがあります。

高尿酸の改善に大切なのは食事療法です。総カロリーが多い人はカロリー制限をする。尿酸の素となるプリン体の多い食品、レバーなどの臓物類、エビ、アジの干物などを控えめにする。アルコール、特にビールの多飲を避けるといった注意をします。また水分摂取が不足すると尿酸値は増加します。ウオーキングなどの軽い運動は尿酸値の低下に効果がありますが、激しい運動は逆に増加させますので注意してください。

人間ドックの検査値判定について

人間ドックでひと通りの検査を受けると、医師から検査値についての説明があります。文中にも登場した「要経過観察」や「要医療」といった言葉が何を意味しているのか、そうした判定をどう解釈すればいいのか、説明しておきましょう。

検査値は段階を経て変化していく数字ですから、正常、異常の二者択一ではなく、検査値の大小で異常かどうかが判定されます。判定基準はそれぞれの病態に特有で、ほかの検査項目と比較することはできません。判定の表現の仕方は、施設によりさまざまですが、次のような六つに分類されます。

A　異常なし（基準値内）
B　軽度異常
C　要経過観察
D　要医療
E　要精密検査
F　治療中

実際にはすべての検査項目にこの六つの基準があるわけではないので、大まかに次の三分類に対応させると便利です。なお、治療中の疾患については検査値の大小に関係なく、Fと判定します。

1　異常なし（異常なし、および軽度異常―A・B）
2　要経過観察（C）
3　要医療（要医療および要精密検査―D・E）

医師から説明を受けたら、まず自分の検査項目それぞれのデータが、この三段階基準のどれに当たるかをみてください。1〜3の判定が、それぞれいくつあるかにも注目します。中高年になると、ほとんどの人に何らかの異常がみられるものです。

心配なのは「3　要医療」に当たる検査値があった場合でしょう。この場合の「要医療」とは、すぐ薬などの治療が必要ということではありません。食事療法や運動療法が必要なケースも「要医療」と判定されます。投薬が必要なのか、食事や運動療法で充分なのか、きちんと説明してもらうことが必要です。また、「2　要経過観察」の範囲内の高い数値と「3　要医療」

の低い数値は連続した値なので、3になったから急に治療が必要ということではないのです。

こういったA～Eの五つの判定、あるいは1～3の三つの判定を、私は検査を受けた時点の判定という意味で「点の診断」と呼んでいます。

次に各検査項目の推移をみます。前回の検査成績と見比べてみましょう。最近はほとんどの施設で前回、前々回と三年分の変化を印刷して受診者に渡していることが多いので、参考にしやすくなっていると思います。

今回の検査で2や3と判定された項目は、これまでどうだったでしょうか。前回より評価がよくなっていれば、この一年の生活習慣はよいものであったと判断できます。今回の判定が「2 要経過観察」でも、前回が「3 要医療」だった場合は、よくなっているということはいうまでもありません。同じ2や3でも数値がよくなっていれば、これも生活習慣が改善されている証拠になります。反対に評価が悪くなっていたら、生活習慣の見直しが必要です。自分では問題に気づいていない場合が多いので、慎重に見直さなくてはなりません。

こうした経過による観察・判定を、私は「線の診断」と呼んでいます。生活習慣病の経過観察をする場合、重要なのはこの推移をみる「線の診断」です。ただ異常のある検査項目が単独の場合は、必ずしも生活習慣に関係しているとは限らないので注意が必要です。原因としてほかの要因が考えられることも多いからです。

そして最後に、「点の診断」でみた1、2、3判定の数が経年的に増えているか減っているかをチェックしてください。たとえば、前々回、前回そして今回と「1 異常なし」の数が少なくなり、「2 要経過観察」や「3 要医療」の数が多くなると、身体全体としては悪化の方向に進んでいると判断します。これを私は「面の診断」と呼びます。「点の診断」と「線の診断」を合わせた診断方法です。

多くの中高年の人で、「2 要経過観察」「3 要医療」の数が徐々に増える傾向にあります。そして、その大部分が、肥満と運動不足が原因とみなされています。肥満で食事に問題があるときは食習慣を改善し、身体活動と運動が不足している場合は、運動を心がける生活に変えることが必要です。「2 要経過観察」「3 要医療」の数が急に増えた場合は、こうした改善はなるべく早急に行う必要があります。ただ、「肥満だから食習慣が悪い、運動をしていないから運動不足」と短絡的に考えず、判断は総合的にくださなくてはなりません。

いずれにしても、まずひとつの検査項目に異常が出て、その後少しずつほかの検査項目にも異常が表れてくる場合は、将来脳卒中や心筋梗塞など重大な病気が発症する可能性があると判断して、生活習慣を見直すことが大切です。

生活習慣を見直し、新たなよい習慣を増やしていった場合（たとえば、運動を始めた場合など）は、その新しい生活習慣が検査値の異常を改善したかどうかを確かめてください。新しいことを始めても、継続するのはなかなかむずかしいことですから、私は通常一～三ヶ月で経過観察をするようにしています。そして改善の程度に応じてこまめにその先の進め方を修正していくのです。

生活習慣病はその治療に際し、ほかのどの病気にも増して経過をみることが重要です。そのためにも人間ドックや健診を定期的にきちんと受け、医師や保健師などにも相談にのってもらいましょう。

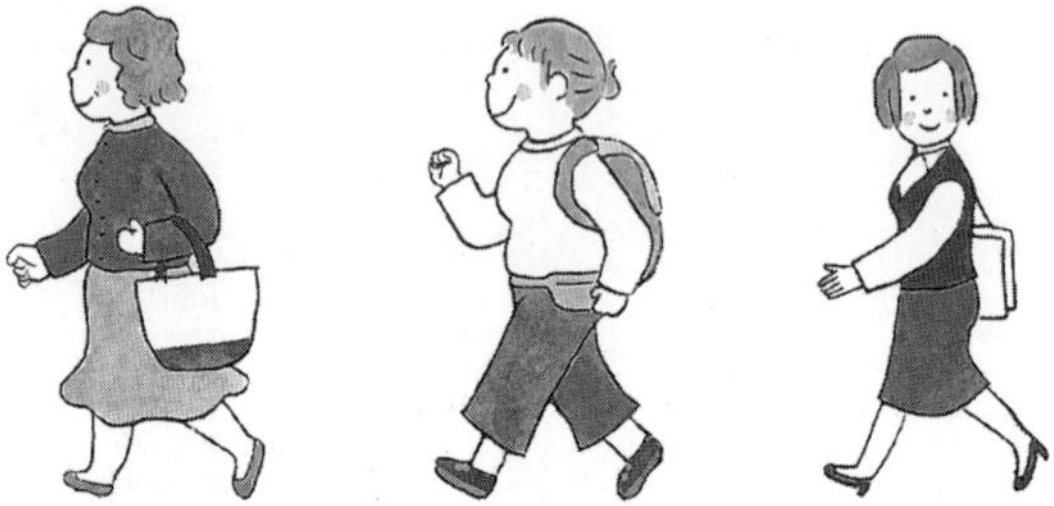

第三章　歩くとなぜ病気が治るのか

中年男性の肥満と〈ライフスタイル・ウオーキング〉

さて、ウオーキングの話に戻りましょう。〈ライフスタイル・ウオーキング〉という考え方にたどりついた私にとって、忘れられない受診者がいます。Sさんです。雑誌編集者のSさんは、〈ライフスタイル・ウオーキング〉で減量するという趣旨の企画をたて、自身実践することでその経過を誌上で公開したいと、私のところへやって来ました。監修を頼みたいというのです。

Sさんは五六歳の男性。身長は一六四センチ、体重は一〇三キロ。たいへんな太り方でした。日頃の生活ぶりを聞くと、忙しく飛び回っているものの、車に乗ることがほとんどだといいます。また、まとまった原稿を書くときには、座りきりになる日が続き、そんなときはまったく身体を動かす機会がないというのです。典型的な、歩かなくなった中年男性のひとりでした。監修の役目を引き受け、早速Sさんの検査値をみることにしました。

◆Sさんの例

まず肥満についてみると、ＢＭＩ値は三八・二でした。体脂肪率を測定すると三二・一％という数値で、二つの数字から判断しても、かなりの肥満でした。特に中性脂肪が八七五mg／*dl*もありました。

肥満には、皮下組織に脂肪がつく皮下脂肪型肥満と、腹腔の内臓に脂肪がつく内臓脂肪型肥満があるのは既に述べた通りですが、若い人や女性には皮下脂肪型肥満が多く、中高年の男性の肥満には内臓脂肪型肥満が多いのです。

働き盛りの年代の男性は、仕事に時間をとられる分、どうしても身体を動かすことが減ってきます。皮下脂肪型肥満は過食、内臓脂肪型肥満は運動不足が主な原因ですから、中高年の男性の肥満に、リンゴのような形に腹部だけがふくらんだ内臓脂肪型肥満が多いのは当然のことといえるでしょう。生活習慣病に関係が深いのは、この内臓脂肪型肥満のほうです。

Sさんの場合、焼きとり、鰻、とんカツが好物といい、大食でもあるとのことでしたから、皮下脂肪、内臓脂肪、両方による肥満と考えられました。

また肥満に加え、血圧、脂質、尿酸の数値にも異常が認められました。血圧と中性脂肪については、投薬が必要なほどのレベルでしたが、ほかの検査値も放っておけば薬で治療しなければならなくなる、という印象でした。

Sさんの目的は〈ライフスタイル・ウオーキング〉で減量することです。歩くことで減量は可能ですが、Sさんの場合、血圧が既にかなり高いので、これ以上高くなると歩くことで減量するのはむずかしくなる可能性も考えられます。歩くスピードが速いと脈が速くなり、血圧も上昇するからです。「長く歩くときは、その前後に血圧を測ること」「くれぐれも無理をしないこと」を約束してもらいました。

Sさんはかなり努力して歩数を増やしていきました。時間が許す限り車に乗らず、どこへ行くにも歩くようになり、休日にはウオーキングの大会にも参加して意識的に歩くようになりました。自分で、目標を一日一万歩と高めに設定し、もちろん日によって波はあったものの、およそ五ヶ月間で、一日平均の歩数は九六一三歩になりました。

食事については、好物の高脂肪の食物をできるだけひかえ、夜九時以降は食事をしないといったことを実行したといいます。〈ライフスタイル・ウオーキング〉の特徴は、受診者自身が無理なくできる形で、それまでの生活を少しだけ変える工夫をすることです。Sさんの「少しだけ変える工夫」には、こうした食事についての配慮もあったようです。

その結果、五ヶ月で体重は一〇三キロから八八キロに減り、体脂肪率も三二・一%から二七%まで減少する、という結果が出たのです。これほど減量できたということは、摂取カロリーも、かなり減っていたものと考えられます。

ウオーキング実践例③

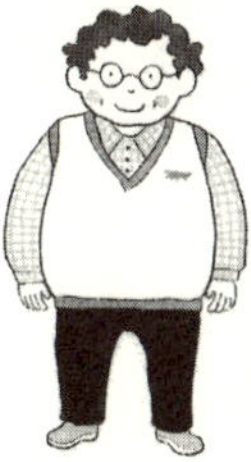

Sさん
（56歳・男性）
歩く前 164cm 103kg

1日当たりの平均歩数の推移（週別）

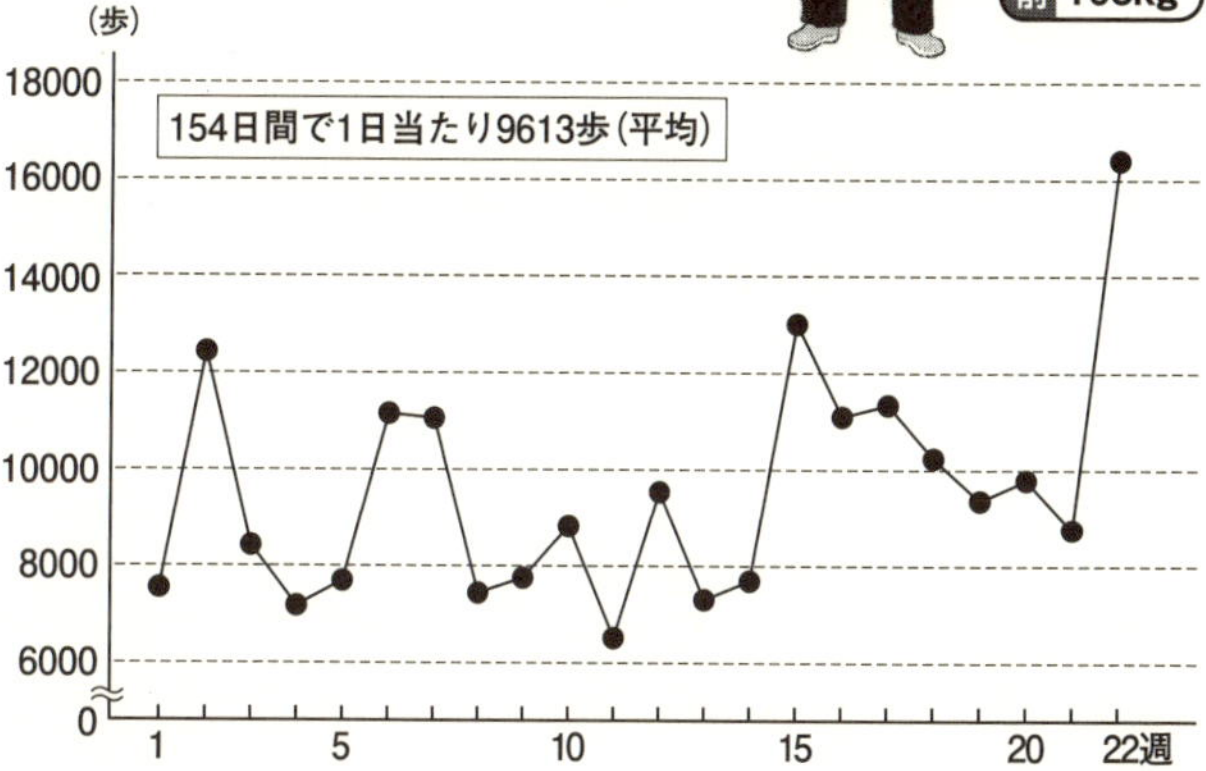

検査数値の推移

検査項目		基準値	歩く前	2ヶ月後	5ヶ月後
体重	（BMI）	18.5～24.9	38.2	35.0	**32.7**
	体脂肪率（%）	＜25	32.1	29.3	**27.0**
血圧	最高血圧（mmHg）	90～139	172	142	**142**
	最低血圧（mmHg）	＜90	108	92	**92**
血糖	空腹時血糖（mg/dl）	≦109	91	81	**92**
脂質	総コレステロール（mg/dl）	140～199	219	172	**190**
	中性脂肪（mg/dl）	＜150	875	507	**328**
	HDLコレステロール（mg/dl）	≧40	39	39	**47**
肝機能	GOT（IU/l）	≦35	19	14	**14**
	GPT（IU/l）	≦35	12	8	**11**
	γ-GTP（IU/l）	≦55	56	39	**47**
尿酸	尿酸（mg/dl）	≦7.0	7.2	5.6	**5.0**

また、そのほかの生活習慣病関連の検査値も大きく改善されました。心配された血圧は、最高血圧が一四〇mmHg台、最低血圧が九〇mmHg台に収まるようになり、脂質も総コレステロール値が二一九mg／*dl*から一九〇mg／*dl*に下がり、善玉コレステロールであるHDLコレステロールも三九mg／*dl*から四七mg／*dl*に上がっていたのです。中性脂肪は基準値まで落ちませんでしたが、これも歩く前は八七五mg／*dl*だった数値が五ヶ月で三二八mg／*dl*までに減少しました。また基準値を上回っていた尿酸値も七・二mg／*dl*から五・〇mg／*dl*と基準値内になり、改善されました。

Sさんは雑誌の記事のために、減量を目的に〈ライフスタイル・ウオーキング〉を行ったわけですが、五ヶ月で一五キロの減量で、ここまで生活習慣病の症状を改善することができたのです。正確に測定したわけではありませんが、これだけ肥満が改善されれば、おそらく生活習慣病に関係の深い内臓脂肪も減っているはずで、健康状態がかなりよくなった原因のひとつと考えていいと思います。

しかし、これとは逆に、〈ライフスタイル・ウオーキング〉を取り入れ、それまでより多く歩くようになったことで、生活習慣病関連の検査値は改善されたものの、体重のほうは増えた例もあります。それがYさんでした。

◆Yさんの場合

Yさんは五六歳の男性です。身長は一七六・七センチ、体重が九〇・一キロでBMI値は二八・八と肥満でした。運動習慣も日頃からまめに身体を動かすことのない生活を送っていました。

生活習慣病関連の検査数値をみると、問題がないのは血圧だけで、ほかの項目すべてに異常があったのです。尿酸値は七・一mg／*dl*で基準値に近いものの、実は以前この数値が八mg／*dl*を超えて、既にほかの病院で投薬治療を受けた結果、下がったものでした。

また肝機能については、GOTが基準値を超え「要経過観察」、GPTが「要精密検査」でした。脂質も総コレステロールが「要経過観察」、中性脂肪は「軽度異常」となっていました。問題になったのは血糖値です。空腹時の血糖値には問題がなかったものの、七五グラムブドウ糖負荷試験（五八ページの注を参照）の二時間値が一九二mg／*dl*と基準値をはるかに超え、境界型糖尿病といえる状態でした。

肥満を伴った境界型糖尿病の人には、食事療法と運動療法の両方が必要ですが、食事療法はなかなかむずかしく、多くの人が実行できないのが現実です。Yさんも「食事制限には自信がない」というので、ひとまず食事の全体量を少し減らし、野菜を多めにしてゆっくり食べる、という程度の配慮をしてもらうだけにしました。そして「今までより、少し歩数を増やしていく」ことを提案したのです。

運動習慣がなく、忙しい毎日を送っていたYさんのそれまでの一日平均の歩数は、四〇〇〇〜五〇〇〇歩程度でした。いつもより多く歩くようにするには、通勤時、自宅から駅までバスを利用している道を歩く方法しかありません。

バスで約七分の距離は、Yさんの足で歩くと片道約二五分でした。毎日往復五〇分、歩数にして五〇〇〇〜六〇〇〇歩を歩くことは、始めのうちかなりきつかったといいます。ただ、もともと体力があったので、しばらくすると慣れてきて、歩くこと自体がつらいということはなくなっていきました。ただ、雨の日や残業で疲れて、歩く気になれないときはバスに乗っていました。その頃の四〇日間分の歩数の記録をみると、毎日の歩数にはかなりばらつきがあることがわかります。また、休日には、相変わらずほとんど歩かずに身体を休めるだけで終わってしまうこともあったようです。

しかしYさんは、生活習慣病、特に糖尿病を予防するためになんとか歩数を増やし、一週間トータルで考えて一日平均一万歩を目安に歩き続けていったのです。

三ヶ月後、肝機能と脂質、さらに尿酸の検査値が改善されていました。肝機能については

ウオーキング実践例④

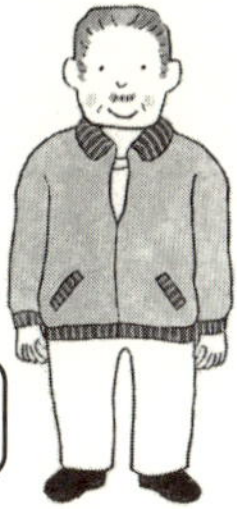

Yさん
（56歳・男性）

歩く前	
176.7cm	90.1kg

1日当たりの歩数の推移（40日間）

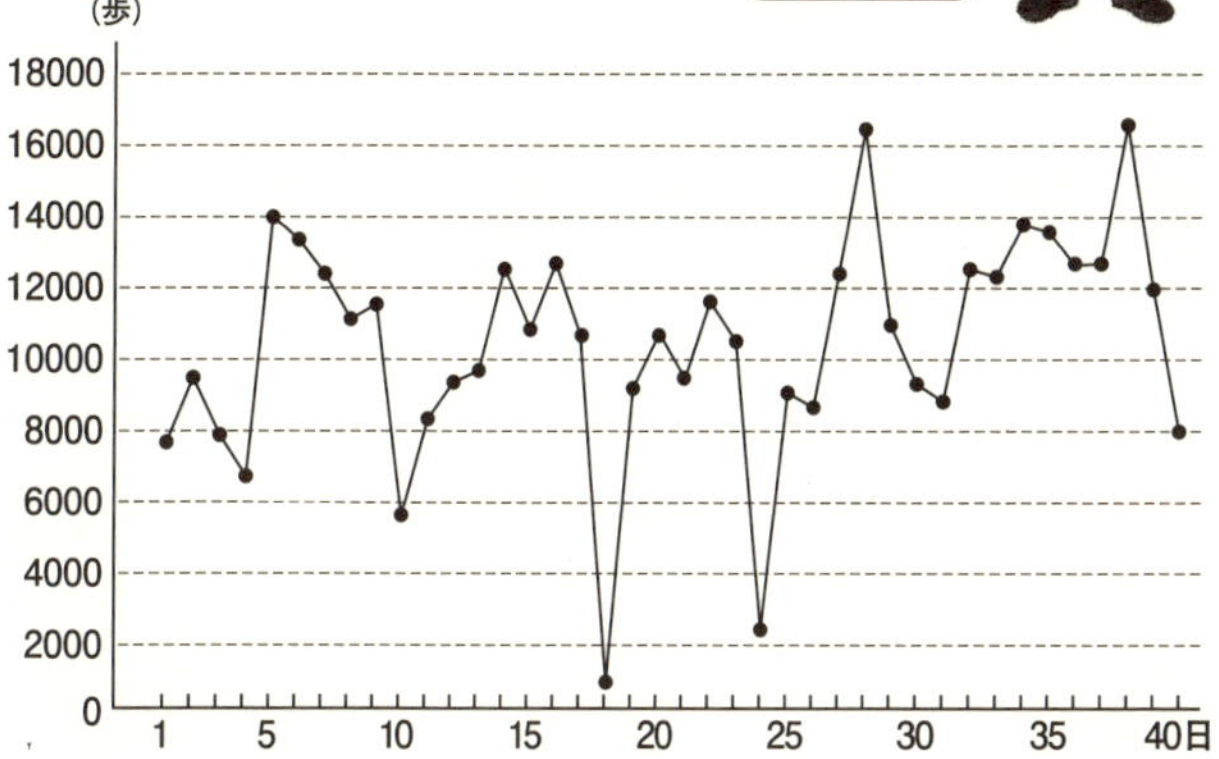

検査数値の推移

検査項目		基準値	歩く前	3ヶ月後	9ヶ月後
体重	（BMI）	18.5～24.9	28.8	29.1	**29.1**
血圧	最高血圧（mmHg）	90～139	104		**114**
	最低血圧（mmHg）	＜90	74		**72**
血糖	空腹時血糖（mg/dl）	≦109	97	100	**91**
	糖負荷2時間血糖（mg/dl）	＜140	192		**140**
脂質	総コレステロール（mg/dl）	140～199	220	205	**200**
	中性脂肪（mg/dl）	＜150	184	146	**149**
	HDLコレステロール（mg/dl）	≧40	51	50	**47**
肝機能	GOT（IU/l）	≦35	38	26	**28**
	GPT（IU/l）	≦35	63	35	**32**
	γ-GTP（IU/l）	≦55	42	38	**35**
尿酸	尿酸（mg/dl）	≦7.0	7.1	6.1	**6.5**

「要精密検査」だったGPTはかなり下がり、「要経過観察」だったGOTは基準値内に、総コレステロールも基準値近くまで下がっていました。同じく、中性脂肪と尿酸も基準値内に収まりました。

ただし、この時点で体重は増えていたのです。九〇・一キロが九一キロへと微増していました。これは食事を減らさなかったわけですから不思議はありません。それでも検査値は改善されていたのです。このまま歩き続ければ、血糖値も基準値に近くなると予想はできました。

そして、ブドウ糖負荷試験を検査してみたのは、九ヶ月後のことでした。それまでYさんは一日平均一万歩という歩数を維持し続けていたのです。二時間値は九ヶ月前の一九二mg／*dl*から、ほぼ基準値内の一四〇mg／*dl*まで下がっていました。境界型糖尿病が正常といえるところまで改善されたのです。

前回、歩き始めて三ヶ月後の検査でまだ基準値ぎりぎりだったGPTも、ここで基準値内に収まりました。でも、体重はやはり九一キロと変わらなかったのです。減量を実行しなくても、歩くことで血糖値が著しく改善する場合もある、ということがわかりました。

この五〇代のふたりの男性、SさんとYさんはいずれも、それまでより多く歩くようになる以前は、内臓脂肪と皮下脂肪、両方が増えた肥満の状態でした。それが、習慣的に歩数を増やすことで、ともに、生活習慣病に関係した検査値は改善されたものの、Sさんの体重は減り、Yさんの体重は微増したのです。

ではいったい、このふたりの身体の中で、歩くことによってどんな変化が起きていたと考えられるのでしょうか。

生活習慣病とインスリンの働き

生活習慣病は、運動不足や食べすぎといった、不適切な生活習慣を長い期間続けたことによって起こります。前に述べたように、糖尿病、高血圧症、高脂血症といったひとつひとつの病気は軽くても、そのまま何の改善策もとらずにおくと、次第にいくつもの病気が重なって出てくることが多く、深刻な状態になっていくのが特徴です。こうした状態を、動脈硬化性疾患の危険因子がたくさん並行して表れた状態、という意味で「マルチプルリスクファクター症候群」と呼びます。初めて取材のために受診した頃のSさんがその典型的な例といっていいでしょう。

このマルチプルリスクファクター症候群の原因のひとつとして、インスリンの働きが深く関わっていることが最近わかってきました。

インスリンはすい臓から分泌されるホルモンですが、私たち人間の最も大切なエネルギー源である、血糖（ブドウ糖）の量をコントロールしています。具体的にいうと、食事による血糖値の上昇に応じてインスリンが分泌され、肝臓、および筋肉へブドウ糖を取り込み、グリコーゲンとして貯えます。脂肪組織にもブドウ糖は取り込まれ、脂肪として貯えられます。

食事をしていないときや運動しているときはインスリンの分泌を少なくして、肝臓からブドウ糖を放出し、血糖値は一定になるようにコントロールされます。

このインスリンの働きが、何らかの理由で妨げられるとどうなるでしょうか。必要な量のインスリンを分泌しても血糖値が下がらないので、すい臓はさらに多くのインスリンを分泌するようになります。しかし、インスリンの働きを妨害する原因を取り除かずにおくと、インスリンの分泌量は増えてもインスリンの働きは一向によくなりません。

こうした身体の臓器において、インスリンの働きが悪くなった状態（インスリンの感受性が悪くなった状態）を、「インスリン抵抗性」と呼びます。また、それを補うために血液中のインスリンの分泌が増えた状態を「高インスリン血症」といいます。

このインスリン抵抗性・高インスリン血症が進行すると、インスリンを必要以上に分泌し続けたすい臓は疲弊し、インスリンの分泌低下の状態になり糖尿病を発症します。さらに、高インスリン血症は腎臓でのナトリウムの吸収を増加させ、交感神経が亢進《こうしん》し高血圧をもたらします。また、高インスリン血症は脂肪の合成を促進し、肥満を増長させ、血中の中性脂肪も増やしてしまいます。

このようにして、インスリン抵抗性・高インスリン血症は、糖尿病、高血圧、肥満、高脂血症が重なり合うように発症する原因になりがちです。これらの生活習慣病がどういった組み合わせで、どの順番で発症してくるかは、個人の生活習慣や体質によって異なります。

インスリンの働きが悪くなるのは？

では、どのような状態のときにインスリンの働きは悪くなるのでしょうか。

インスリンの働きが悪くなる原因には、大きく分けて、遺伝因子によるものと環境因子――肥満（特に内臓脂肪蓄積）、高脂肪食、運動不足、ストレス、薬剤など――によるものがあります。その発症のメカニズムはまだはっきり解明されてはいませんが、この中で特に次のふたつの要素が重視されています。

▼体内の脂肪（主として代謝が活発な内臓脂肪）から発生する物質（脂肪が分解されてできる遊離脂肪酸や、分泌物質であるTNF-αなど）が、インスリンの働きを妨げる
▼運動不足によって、筋肉のインスリンに反応する力（感受性）が低下する

肥満とは、食物による摂取エネルギーよりも消費されるエネルギーが少ないと余剰分が出て、それが身体に脂肪として貯えられた状態のことです。すなわち、過食か運動不足の状態が続くと、肥満になります。

特に内臓脂肪は、皮下組織につく皮下脂肪よりも、「つくのも落ちるのも早い」という特徴があります。これは合成、そして分解という「代謝」が活発だということです。内臓脂肪は脂肪合成力が強いので、高カロリー食をとるとすぐに蓄積されます。また、内臓脂肪の合成・分解は筋肉の運動とも大きな関わりがあり、運動を繰り返すと脂肪分解が促進され、運動不足になると脂肪合成が増加します。中高年における内臓脂肪の蓄積には、長年にわたる運動不足が与える影響が大きいのです。

脂肪は分解されると遊離脂肪酸となり、この遊離脂肪酸がインスリンの働きを阻害するといわれています。

また、これまで脂肪組織は単なるエネルギーの貯蔵庫と考えられていましたが、最近の研究で脂肪から多彩な生理活性物質が分泌されていることがわかりました。そのうちのひとつ、TNF-αは、インスリンの働きを妨げ、インスリン抵抗性を発症させます。

さらに運動不足によって、筋肉のインスリンに反応する力（感受性）が低下することも、インスリン抵抗性・高インスリン血症の発症に大きな影響を与えています。常に運動を行っている人は、筋肉におけるインスリンに反応する感受性が活発に保たれていますが、運動不足の人はインスリンを介して筋肉がブドウ糖を取り込むメカニズムがうまく働かなくなります。筋肉の減少、筋肉内の血流量の減少、さまざまな酵素の活性が低下することによって、インスリンに反応する感受性が低下すると考えられています。

インスリン抵抗性の原因には、こうした脂肪（主に内臓脂肪）と筋肉というふたつの要素が大きく関わっていると考えられています。つまり、過食と運動不足により内臓脂肪が増え、筋肉が衰えた状態が生活習慣病の温床になる、というわけです。

歩くことでインスリン抵抗性を改善

ではどうすれば、このインスリン抵抗性を改善していくことができるのでしょうか。インスリン抵抗性の原因は、主に運動不足でした。それなら運動すればよさそうですが、実はそう簡単ではありません。脂肪組織から血液中に放出された遊離脂肪酸を、エネルギー源として消費するには、運動の中でも有酸素運動が必要なのです。

有酸素運動というのは酸素を取り込みながら行う運動で、ウォーキング、ジョギングや水泳などがこれに当たります。これに対して、無酸素運動とは瞬間的に大きな力を使う運動をいい、具体的には投てき競技や短距離走などがこれに当たります。

無酸素運動では、多量の乳酸が生成されるため、長く運動を続けることができません。また、エネルギー源として炭水化物が利用され、脂肪を利用しないので脂肪の減少は期待できません。

一方、有酸素運動は、運動を始めた直後には炭水化物のエネルギーを利用しますが、運動を続けると炭水化物の利用が減り、脂肪組織からの放出が増加する遊離脂肪酸を使うようになります。乳酸も生成されないので長く運動を続けることができます。

有酸素運動では、エネルギー源は運動の強度によっても変化します。運動強度が低〜中等度の運動では脂肪がかなり利用されますが、運動強度が高くなると炭水化物の利用比率が高まります。ですから体内の脂肪を減らすためには、ウオーキングなどに代表される低〜中等度の有酸素運動を長く続けることがよいのです。

脂肪が減れば、分解産物である遊離脂肪酸や分泌物質であるTNF－αも減少してインスリン抵抗性も改善されます。

また、運動をすることで筋肉の量が増え、質も改善されることがわかっています。筋肉の量が増えれば、エネルギー源として、それまでより多くのブドウ糖が筋肉内に取り込まれます。

筋肉が血液中のブドウ糖を取り込む仕組みは、なかなか複雑ですが、まずインスリンが筋肉のインスリン受容体と結合することから始まります。細胞内でいろいろな物質の変化が起こり、最終的に糖輸送担体という物質を介して、ブドウ糖が取り込まれるのです。継続的に有酸素運動を行うと、このような物質の変化の過程が活性・増強され、インスリンに反応する力（感受性）が改善されていきます。さらに、糖輸送担体の総量も増加します。

また運動によって、筋肉の毛細血管の密度が上がり、筋肉内の血液量が増え、筋繊維そのものの組成が変わることも改善に関わっているといわれています。

前に紹介したYさんが、歩数を増やすことで、体重は微増したものの血糖値が改善されたのは、こうした筋肉の量と質の変化によるとも考えられます。これに食事制限による減量が伴えば、血糖値の改善はもっと進んだでしょう。

運動をしている筋肉には、もうひとつ、インスリンを介さずに直接血糖を取り込む働きもあ

75gブドウ糖負荷試験における血糖と血中インスリンの推移

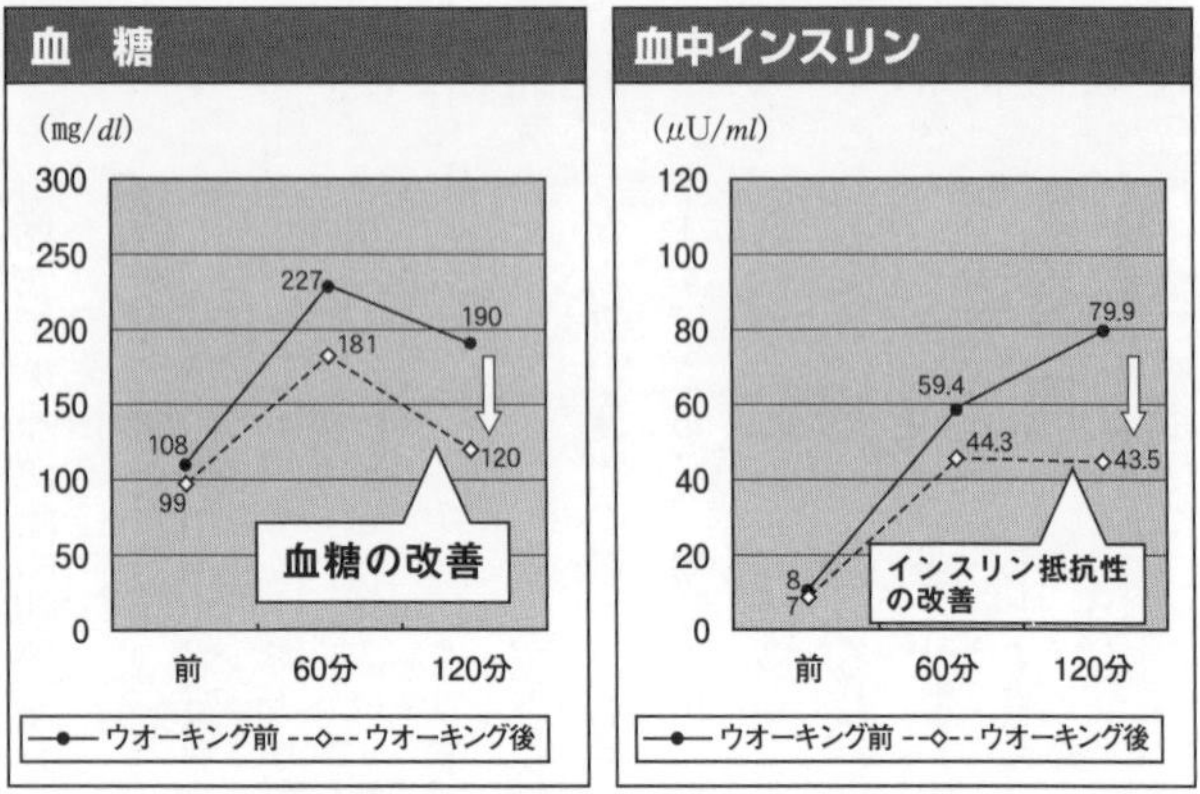

※ウオーキング後とは〈ライフスタイル・ウオーキング〉の実践約6〜12ヶ月後

境界型糖尿病の人(6人)が6〜12ヶ月の〈ライフスタイル・ウオーキング〉を行った後、75gブドウ糖負荷試験で血糖値と血中インスリンの推移をみた。

ウオーキングを習慣化すると、血中インスリン曲線では糖負荷120分値が、平均80μU/mlから平均44μU/mlへ、血糖曲線では糖負荷120分値が、平均190mg/dlから平均120mg/dlへ減少した。ウオーキングの習慣化により、インスリン抵抗性が改善しインスリンの分泌量が減少したことがわかる。

少なくなったインスリンでも、感受性がよくなっているので、それに伴い血糖値も改善しているのがわかる。

〈泉嗣彦:「ウォーキング研究」NO.7,2003より〉

ります。これは筋肉が収縮することで、インスリンによる反応とは別の経路を通って、糖輸送担体がブドウ糖を筋肉内に取り込むようになるためと考えられています。

つまり、ウオーキングなどの有酸素運動を行うことで、私たちは効果的に体内の脂肪（主に内臓脂肪）を消費し、筋肉の量や質を変化させてより多くの血糖を取り込むことができるようになるわけです。血液の中でインスリンの働きを妨げていた脂肪物質が減り、筋肉がスムーズに血糖を取り込むことができれば、インスリン抵抗性は改善されることになります。

しかし、いくら有酸素運動がインスリン抵抗性を改善し、生活習慣病の予防・改善に最もよい方法だといっても、実行しなければ始まりません。水泳はプールに出かけなくては、ジョギングはまずウェアを買わなくては、とおっくうがっているより、まず〈ライフスタイル・ウオーキング〉を始めましょう、というのが私の考えです。

中性脂肪、コレステロールにも変化が

歩くことで改善されるのは、筋肉におけるインスリン抵抗性だけではありません。有酸素運動である「歩くこと」には、中性脂肪を減らし、ＨＤＬコレステロール（善玉コレステロール）を増やすという効果もあります。

運動することで、筋肉の毛細血管壁に多く存在する中性脂肪の分解酵素が活性化して中性脂肪が分解されます。これが、HDLコレステロール増加の一因にもなります。

脂質は人間が生きていくために、欠かせないものです。コレステロールは細胞膜やホルモンの材料ですし、中性脂肪はエネルギー源になるといった具合です。ただ、増えすぎると問題が起こるわけです。

LDLコレステロールが悪玉コレステロールと呼ばれるのは、これが動脈硬化と最も関連性の高い物質だからです。反対に善玉コレステロールと呼ばれるHDLコレステロールを含んでいるHDLには、動脈硬化を防ぐ働きがあります。HDLは、血管壁に蓄積されたコレステロールを引き抜いて、肝臓に取り込むのです。ですから、HDLコレステロールが増えれば、動脈硬化を防ぐことができます。コレステロールを下げる薬品は数々あるものの、HDLコレステロールだけを増加させる薬は今のところありません。

唯一、このHDLコレステロールを増やすことができるのが、実は身体を動かすことなのです。今までより多く歩くことを習慣化すると、この動脈硬化予防に役立つHDLコレステロールが増加する、というわけです。前に紹介したSさんの例で、HDLコレステロール値が上がった（量が増えた）のはこのためでした。

だから、歩きましょう

生活習慣病には、さまざまな原因がありますから、その中で身体を動かさないことが原因かどうか、みきわめるのはむずかしいことです。確かめる方法はひとつしかありません。一定期間、それまでより多く歩く生活を続けてみて、検査値が改善されていれば、間違いなく身体を動かさないことが原因だったとわかります。

私は、中高年の生活習慣病の多くは、身体を動かさなくなったこと、つまり歩かなくなったことが原因だと考え、歩くことで改善された症例を「歩行不足症候群」と呼んでいるほどです。生活が便利になり、それまで必ず歩くことを含んで行われていた移動や仕事や家事から、歩くことが極端に減ってしまいました。第二次大戦前まで、日本人は一日三万歩は歩いていたともいわれます。それが、私がみてきた例でも、現代の普通のサラリーマンでは、一日の歩数がたったの五〇〇〇歩という人が決して珍しくないのです。

人間ドックで多くの受診者を診察するうち、薬を飲むほどではないが、さまざまな検査数値が基準値内でもない——「要経過観察」の人たちに、〈ライフスタイル・ウオーキング〉を試してもらうと、多くの場合検査値が改善していきました。中には、境界型糖尿病と呼ばれる糖尿病の寸前までいっていたYさんのように、歩くことで完全に健康な状態に戻った人も少なくなかったのです。

もちろん、歩いても検査値が改善されないケースはあります。食生活の影響のほうが大きい場合や、ほかの要因による場合がそうです。こうしたケースは、食生活の改善や、薬による治療が必要になります。

ですから、人間ドックや健診で受けた血液検査の結果、数値に異常があり、それが緊急に治療を要するほどでなければ、私はまず、それまでより多く歩く〈ライフスタイル・ウオーキング〉を試してほしいと思っています。「それまでより多く歩く」ように、生活が少しずつ変わっていくと、わずかずつでも検査値は必ず改善されていきます。

歩くことが生活習慣病を予防・改善するメカニズムについては、まだ詳しくわかっているわけではありません。今後さらに科学的な解明が進むことでしょう。しかし、〈ライフスタイル・ウオーキング〉は、私たちの生活を、確実に、よく歩き、よく動く生活に変えていきます。活動的な生活を続けていれば、自然と生活習慣病とも無縁でいることができるのです。

第四章　今日から始める〈ライフスタイル・ウオーキング〉

1　今より多く歩くことを、習慣化するために

〈ライフスタイル・ウオーキング〉は、主に運動不足が原因である生活習慣病の予防・改善に大いに効果があるものです。それは、人間ドック医として、多くの具体例をみてきた経験からいうことができます。

第一章にあげたように、〈ライフスタイル・ウオーキング〉を始めるには、

▼日常生活の中で、意識して活動的に身体を動かし、歩く
▼家事や仕事をしながら、室内でもより多く歩く
▼移動するときは機敏に動く
▼なるべくエレベーター、エスカレーターに乗らずに階段を使う
▼近い距離なら、バスや車、電車に乗らず、せっせと歩く
▼ある程度連続して歩くときは、活発に。前に歩いている人がいるなら、その人を追い越すように心がけてさっさと歩く

▼強度、時間、距離、頻度より歩数をどれだけ増やせたかを重視する

といったことを意識してみてください。

この本を読んだみなさんは、より歩数を多く、より活発に歩くことを今日から三日間なら実践できるかもしれません。ですが、それを継続し習慣化まで持っていける人の割合はかなり低いでしょう。

では、中高年になってめっきり身体を動かさなくなった人が、腰を上げて今までより多く歩くには、そして歩くことを習慣化するにはどうしたらいいのでしょうか。この章では、私がこれまで試みた、いくつかの方法をご紹介していきたいと思います。

記録をとる

最も効果があるのは、記録をとる、ということです。歩数計を用意します。これは簡単なものでかまいません。そして一週間単位で、毎日の歩数を記録していきましょう。月曜日などの休み明けから始めると、続けやすいかもしれません。これは、比較的時間に余裕ができることの多い週末に、歩数を調節する余地を残しておくためです。

九三ページに示すのは、私が、生活習慣病の予防・改善のために歩く指導をするときに受診者につけてもらっている書式ですが、単純に、毎日の歩数と、食事の量を書き込むようになっています。

歩数については、七万歩を大目標にして、まずは一週間で七〇〇〇歩増やす、という数字をあげてあります。ですが、これは具体的な目安を掲げて歩数記録をとることに意味を持たせるためで、無論、目標はそれぞれ個人に合ったものを決めていきます。私の狙いは、「今までより多く」歩く、というところにあるからです。

また、肥満の人には食事についても記入してもらいますが、食事を二割残した、一割残した、残さなかったという記述も、どの食事の量なら適切かという判定をするためのものではありません。食事を二割残せたら〇、一割残せたら△、同じなら×、宴会などで暴飲暴食してしまったら××、と大まかに、しかし正直に自分の現状を記録すればいいのです。

では、こうした記録は何のためにとるのでしょうか？　ひとつには、自分がどのくらい歩いているのか、数値として目にみえる形で確認するためです。そして、もうひとつ、どれだけ歩いたか、どんな食事のとり方をしたかを記録することで、結果として自分の生活パターンがわかる、ということがあります。

生活習慣病改善のためのプログラム

（　　年　　月　　日～　　年　　月　　日）

初　回　用　　　　　　　　　　名前（　　　　　　　　　　）

1　ウオーキング

・歩数計で歩数を1週間記録する（現在の歩数を計測する）
・現在より週当たり7000歩以上増やす（毎日増やしても、まとめて歩いて増やしてもよい）
・大目標は週7万歩（1日1万歩）

2　食　事

・食事の内容は変えなくてもよい／肥満の人は食事をひかえめに
・1日単位で、食事を2割残したら○、1割残したら△、同じなら×、暴飲暴食したら××を記入する
・お腹がすくときは、野菜を多めに食べる

ベースラインを知る（普段より多く歩いたときは、10分1000歩換算でその分を引いた数値を記入）

		歩　数	食　事			歩　数	食　事
月　日	（月）			月　日	（月）		
月　日	（火）			月　日	（火）		
月　日	（水）			月　日	（水）		
月　日	（木）			月　日	（木）		
月　日	（金）			月　日	（金）		
月　日	（土）			月　日	（土）		
月　日	（日）			月　日	（日）		
				合　計			

第1週		歩　数	食　事	第2週		歩　数	食　事
月　日	（月）			月　日	（月）		
月　日	（火）			月　日	（火）		
月　日	（水）			月　日	（水）		
月　日	（木）			月　日	（木）		
月　日	（金）			月　日	（金）		
月　日	（土）			月　日	（土）		
月　日	（日）			月　日	（日）		
合　計				合　計			

第3週		歩　数	食　事	第4週		歩　数	食　事
月　日	（月）			月　日	（月）		
月　日	（火）			月　日	（火）		
月　日	（水）			月　日	（水）		
月　日	（木）			月　日	（木）		
月　日	（金）			月　日	（金）		
月　日	（土）			月　日	（土）		
月　日	（日）			月　日	（日）		
合　計				合　計			

まず最初の一週間は、特に歩数を増やすことを意識せず、普段通りの生活をします。記録をとり始めたのが週の半ばであれば、数日間は記録をとる練習にあて、次の週の月曜日から歩数の記録をとります。この第一週の合計歩数が、あなたのスタートの数値、「ベースライン」になります。

もしこの「ベースライン」を確定する期間に、いつもと違う運動——たとえば、ゴルフに出かけたとか、遠くまで歩いて買い物に行ったなど——をした場合は、一〇分を一〇〇〇歩と換算して、実際の歩数から差し引いて記入してください。ここでは、あなたの普段の歩数を知りたいからです。

次の週から、今までより多く歩くことを意識して生活します。そうした一週間単位の記録がまとまると、自分の「ベースライン」の歩数から、より多く歩けたのか、あまり増やすことができなかったのかがわかります。これが、歩数を具体的に確認する、ということです。

さらに、一週間単位の記録が、三〜四週分集まると、自分がどんな生活パターンで暮らしているかがみえてきます。サラリーマンの人であれば、週初めが忙しくて歩くことがめっきり減っていたり、平日はとにかく歩く暇もなくて、休日に比較的歩いていることがわかったりします。

1週間の歩数のパターン

Aさん 週56180歩
(1日平均8025歩)

平日はほぼ均等に歩き、休日もあまり変わらないタイプ

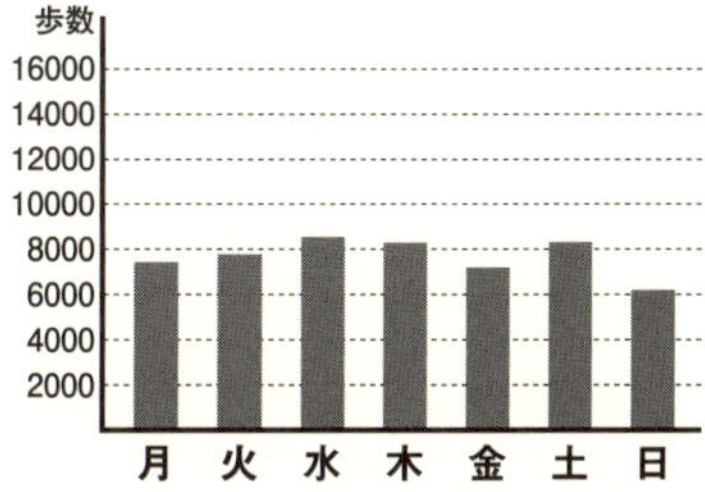

Bさん 週57980歩
(1日平均8282歩)

平日は少ない歩数でほぼ均等に歩き、休日になると多く歩くタイプ

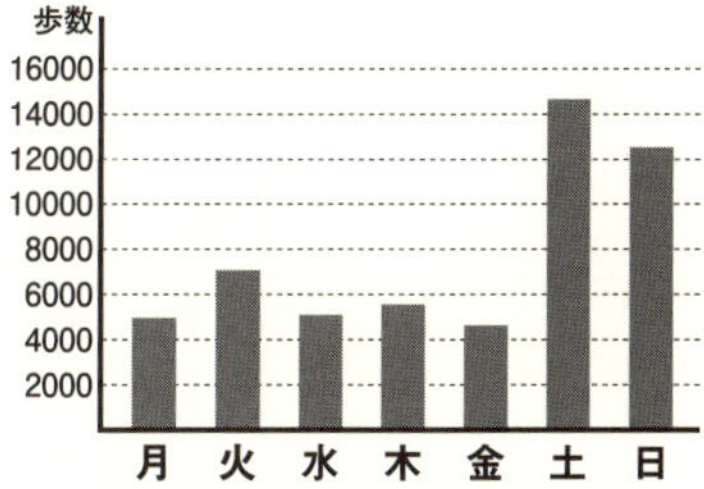

Cさん 週58640歩
(1日平均8377歩)

日によってかなりばらつきがあり、休日になると極端に歩数が減るタイプ

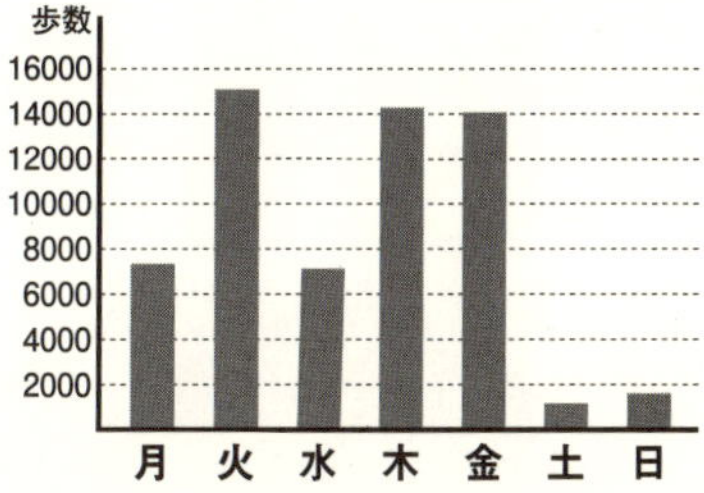

このように日常生活での歩数は個人差がある。
自分のパターンに応じて1週間(もしくは1ヶ月)単位で
歩数を増やす計画を立てるのがコツ

「あるけあるけ」2004年12月1日　第481号より

人の歩き方はさまざまです。毎日コンスタントに歩く人もあれば、コンスタントではないものの平日に多く歩く人、平日は歩けないが休日に多く歩く人もいます。どんな歩き方でも一週間の総歩数が同じであれば、生活習慣病の予防・改善にはほぼ同様の効果がみられます。さらに、もしある週に仕事が忙しくて歩数がかせげなかったり、雨や雪といった天候のために歩けなくても、別の週でカバーすればいいのです。一日ごとの歩数に一喜一憂していても、ストレスになるだけです。大切なのはできるだけ歩数を増やす行動を起こすことで、歩数はそのバロメーターにすぎません。ですから週単位、月単位で総歩数の変化をみれば充分なのです。

一方、食事のとり方はどうでしょうか。記録をとってみれば、家で夕食をとっている、毎日のように飲んで帰っている、週に何回かは飲み会があるといった、その人の食事に現れる生活の特徴がわかります。つまり、記録をとることで、生活の基本パターンを知ることができるわけです。経過とともに、××や×が減って○や△が増えていれば、食事にも気をつけるようになったことがわかるでしょう。

こうして基本パターンがわかったら、次にするのは空き時間探しです。一週間のうち、どこに今までより多く歩く時間があるかを探せばいいのです。帰宅途中にどこかの駅で降りて一駅分歩いてみようと思うのなら、週のうち、何曜日なら比較的早く会社を出られるか、あるいは一ヶ月の中で、どのあたりなら残業なしで帰れるかなど、この記録をつけてわかることは多いはずです。

記録をとるのが苦にならなければ、さらにその日の特記事項を書いておくのも、生活を知る上で役に立ちます。「雨が降ったので駅まで歩く代わりにバスに乗った」とか、「週末にゴルフに行った」というようなメモです。歩数増減の理由がわかり、自分の歩き方の特徴をつかむ参考にもなります。歩行日記のような形で、手帳にメモをしてもいいですし、私の知っている例ではカレンダーに書き込んでいる人もありました。

たとえば、月に一度休日にゴルフに行く人なら、そこでかなりの歩数を歩いていることに驚くでしょう。「雨なのであまり歩かなかった」とあれば、自分がどんな天気の日に歩くのが好きなのかもわかります。近所を散歩して、面白い店をみつけたり、見事に花を咲かせている庭を発見したりといった、歩くうちにみつけた、楽しいことを書いておくのも歩き続ける力になります。

グラフ化する

記録をとる効用は、数値化して目にみえる形にすると、歩数を増やすということが具体的に認識できる、という点にもあります。歩数を数字で眺めるだけでなく、グラフにしてみると、よりわかりやすくなります。

九九ページをみてください。横軸に日にち、縦軸に歩数をとって、まず一週間でわかった自分のベースラインの歩数で、ラインを引きます（このケースでは週に三万五〇〇〇歩、一日平均五〇〇〇歩です）。この歩数をもとに、今後一週間の歩数の目安を考えます。とりあえず一日当たり一〇〇〇歩くらい多く歩いてみようか、というのなら、そのラインをグラフに書き込みます（このケースでは週に四万二〇〇〇歩、一日当たり六〇〇〇歩）。

あらかじめ、この二本のラインを記入しておいてから、毎日の歩数の累計を記していくのです。目標ラインを超えていれば目安には達しているわけです。また、直線の傾きが急であれば多く歩いていたのですし、逆に傾きがゆるければあまり多くは歩かなかった、ということです。こうしたグラフは、日々の歩数がどう増えていったかひと目でわかりますから、自分の体調を考えながら歩数をコントロールするようになり、ほとんどの人がそれまでより多く歩くようになっていくのです。

漠然と今日はいつもより歩いた、と思うだけでなく、歩数を記録すれば、当然その事実をハッキリ確認することができるわけです。記録することで、いつも「今までより多く歩く」と意

歩数をグラフ化すると――

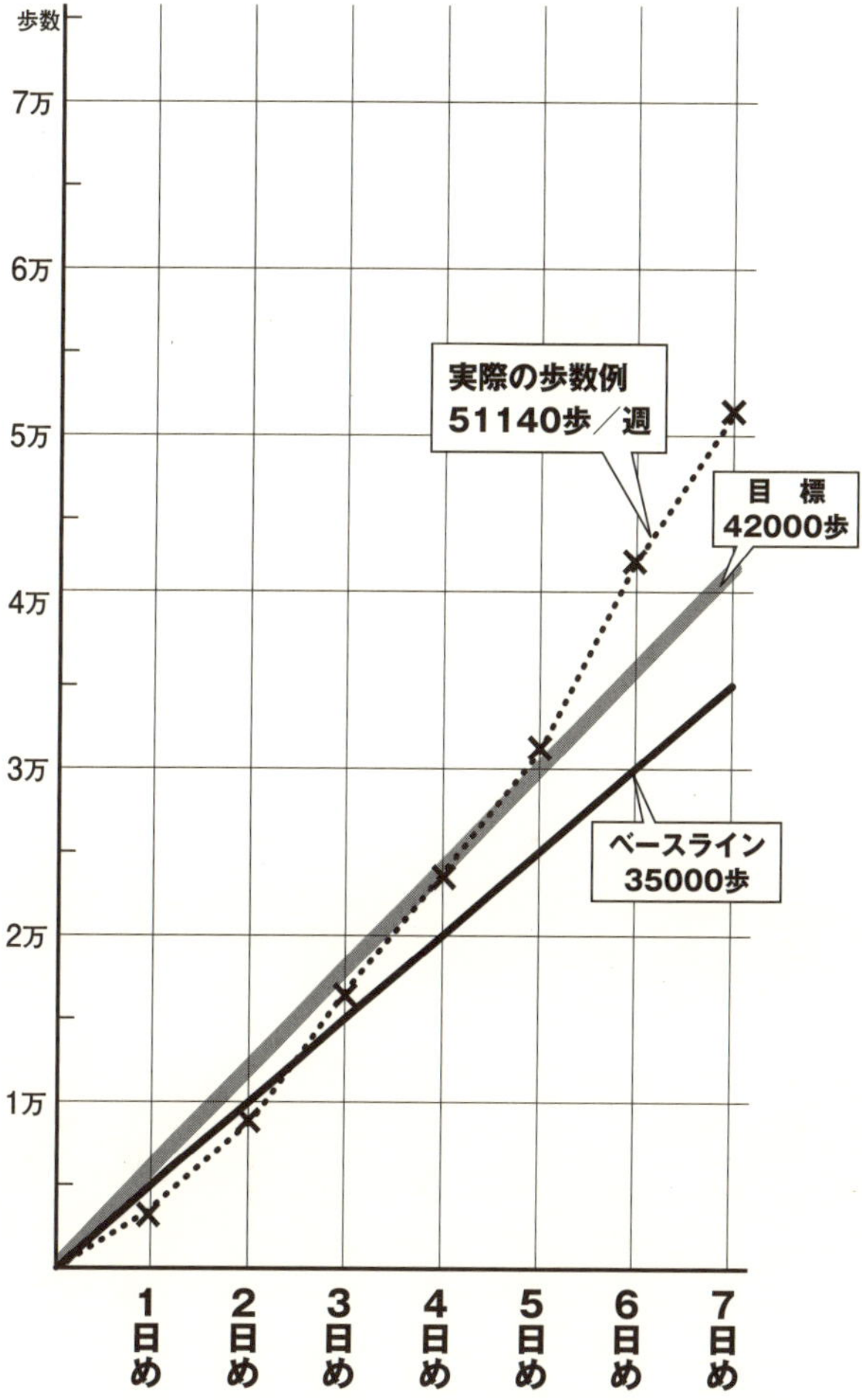

歩数
7万
6万
5万
4万
3万
2万
1万
実際の歩数例
51140歩／週
目　標
42000歩
ベースライン
35000歩
1日め
2日め
3日め
4日め
5日め
6日め
7日め

識し続けることにもなります。私たち人間には、記録をとると、無意識のうちに「この記録をもっとよくしよう」と前向きな気持ちになる習性もあるようです。いずれにしても、新しい行動を始めたら、それを習慣化して自分のものにするには、視覚化することがたいへん効果的です。

この場合、あまり細かく毎日の数字にこだわらず、一週間の累計で歩数が増えたかどうかをみるようにしてください。体調や気分のいいときに、できるだけ多く歩くことを心がけてください。

自分が、どんなときに、どんなふうに歩けば歩数を増やすことができるか、記録が教えてくれます。そして、あまりにも歩いていないことに愕然《がくぜん》としたそのときからきっと、あなたは歩こうという気持ちになって立ち上がっているはずです。

歩くことを、シミュレーションしてみる

歩く記録をとってみて、自分が普段どのくらい歩いているか、生活パターンや空いている時間もわかってきた、歩く気持ちにもなった、としましょう。次に考えたいのは、どんな環境で、どんな歩き方なら無理なくできるか、です。

まず季節や気候はどうでしょう。真夏の暑い時期に日中歩くのは、考えただけで疲れそうです。〈ライフスタイル・ウオーキング〉は、無理をしてまでするものではありません。暑い中、無理矢理歩いても、そんな習慣は定着しないでしょう。厳冬の寒い時期も同じです。今までより多く歩く習慣をつけようとするわけですから、大切なのは続けることです。なるべくなら気持ちよく歩ける季節に始めたいものですが、そうはうまくいかないかもしれません。どんな季節でも、比較的気持ちのいい時間帯を探してください。

たとえば、真夏は、早朝や夜なら歩けるかもしれません。真冬でも晴れた日中なら、コートを脱いで外に出られる時間帯もあるでしょう。

早朝はとても起きられない、という人もいれば、もともと早起きなのでその時間を使おうと思いつく人もいるでしょう。夜ひとりで外を歩くのは怖いという女性は、日中買い物のついでに歩こうと決めるかもしれません。

あるいは、雨の日はどうでしょうか。絶対にイヤだと思う人もいれば、案外楽しそうだと思う人もいるでしょう。こうした具体的な季節や天候、時間帯をイメージして、自分がどんな環境なら楽しく歩けるか、考えてみることは大切です。

さらに、楽しく歩くには、ひとりがいいのか、誰か一緒に歩く人がいたほうがいいのかも、考えてみます。ひとりがよさそうなら、平日会社の昼休みや、外回りの日に少し遠回りをして歩いてみる、といった方法が考えられます。誰かと一緒に歩くほうが楽しそうだと感じるなら、平日無理に歩かなくても、休日に家族や友人を誘って出かけるとき、いつもより多く歩いたり、車をやめて徒歩で出かける、といった方法を考えればいいのです。

いずれにしても、歩く前に、どんな季節に、どんな天候で、どんな時間帯に歩くのが自分に向いているか、それはひとりのほうがいいのか、誰か仲間がいたほうがいいのか、といったことを具体的にシミュレーションしてみるのは、より多く歩くことを習慣化するために、非常に大切な準備です。

無理をしない

〈ライフスタイル・ウオーキング〉で大切なのは、多く歩くことよりも、歩き続けることです。今までより多く歩こうとして、通勤用の革靴で足が痛くなるまで歩いたり、雨の日に気持ちを奮い立たせて駅まで遠回りして歩いたりすれば、歩行記録の数字は増えても、楽しくはありません。より多く歩くという習慣をつけるためには、逆効果です。

習慣化するためには、決して無理をしないことです。昼食をとるために足が痛くなるまで歩かなければ行けない店には出かけない。疲れていたら、階段でなくエスカレーターを使ってもかまいません。気分が乗らなければ、歩く代わりに今まで通りバスに乗ってもいいのです。もっとおおらかに、朝がイヤになったら夜歩けばいいし、残業や急な仕事で忙しければ余裕ができるまで休んで、あとから取り戻せばいいのです。「一週間のトータルで歩数をみる」という考え方にも厳密にこだわる必要はありません。一ヶ月くらいをトータルでみよう、と決めてもいいのです。

また、わざわざ外へ出て歩かなくても、前に述べたように、オフィスや家の中でこまめに身体を動かして歩くことも、立派な〈ライフスタイル・ウオーキング〉です。〈ライフスタイル・ウオーキング〉について受診者に説明すると、多くの人がよく理解した上で「がんばります」といってくれます。しかし「がんばらなければできないこと」は長続きしません。私の狙いは、〈ライフスタイル・ウオーキング〉を習慣化して、生活そのものをウォーキング化することですから、長く続けるためには、がんばらないでほしいのです。

あれもやらなくては、これもやらなくては、と焦るより、まずは必ずできることをひとつ実行するところから始めてください。「一日当たり今までより一〇〇〇歩（およそ一〇分）多く歩いてみましょう」という目安は非常に小さな数字ですが、無理をしなくても簡単にできる数字です。今までにやったことのない小さなことをやってみるのが、やがては生活を変えていく習慣を身につける第一歩になるのです。

この、今までにやったことがないけれど必ずできる小さなことは、ひとりひとり違います。そういう歩数の増やし方をよく考えて、決して無理をせず、やりすぎず、がんばらず、けれども、あきらめずに続けてほしいのです。

ただし、〈ライフスタイル・ウオーキング〉のような程度の軽い運動で、問題になることはあまりないのですが、高血圧や心臓疾患などがある人は、やはり注意が必要です。主治医に相談してから、歩数を増やす生活ができるかどうか決めてください。

もう一度検査を受けて経過をみる

運動不足が原因の生活習慣病を予防、あるいは改善するために、今までより多く歩くようになったのですから、目的である予防・改善ができたかどうか知ることが必要です。

私が受診者につけてもらっている歩数と食事の記録は六週間を目安にしています。この六週間という期間は、だいたい六週間くらいが新しいことを続ける限度ではないか、という現場での印象からきています。六週間より長い三ヶ月後となると、「歩数を増やすと検査値がよくなるからやってみてください」という私の言葉だけを頼りに、結果もみずに続けるには長すぎるのです。

もちろん投薬を受けるほど具合が悪いわけでもなく、運動不足以外に不適切な生活習慣がなかった人が、気持ちの上でも負担にならずにせっせと歩き続けることができるのであれば、一年後の人間ドック受診時に経過をみてもかまいません。

ただ、それまでより多く歩くようにして六週間すごすと、検査値にはたいていの場合改善の兆しが表れます。特に、肝機能の数値は変化が早いので、すぐによい結果が出ることが多いようです。たとえ問題になっていたのが、肝機能ではなかったとしても、検査の数値がよくなったのを知るのはうれしいことです。それが、歩数を増やす習慣を続ける励みになっていきます。

ですから、人間ドックで運動不足が原因と思われる生活習慣病の危険を指摘されたら、ぜひ、それまでより多く歩くように生活を変えてみて、六週間くらい経ってからもう一度検査を受けてほしいのです。そして数値の変化を確認してください。

それまでより歩数が増えると、ほとんどの人に検査結果で何らかの改善がみられます。ただ、ある検査項目は改善されたのに、他方、検査値が悪くなった項目もあるといった場合は、医師からその原因について説明を受けてください。歩数は増えても食事量がそれ以上に増えていたとか、サプリメントなどで肝障害が起きたとか、アルコールのとりすぎで尿酸が増えたとか、いろいろなケースがあるはずです。

歩くことと好きなことを結びつける

楽しく歩き、それを長続きさせるには、自分の趣味や好きなことと組み合わせた歩き方を考えることが必要です。歩くことが楽しければ当然、もっと歩こう、という気持ちになるものです。

自然が好きな人なら、休みの日に近所の公園を探して行ってみるのもいいでしょう。少し遠回りでも、朝の通勤路をきれいな生け垣のある住宅街経由に変えてみる、という手もあります。

音楽や、美術が好きな人は、コンサートや展覧会の予定をまめにチェックして、そこへ出かける機会を増やしてみます。スポーツ観戦が好きな人は、テレビで中継を観るだけでなく、思い切って競技場へ出かけてみてはどうでしょう。どれも大きなイベントでなくてもいいのです。二駅隣の小さな画廊で陶器の展覧会がある。駅ビルの広場で弦楽器のミニコンサートがある。高校生の陸上競技大会でもいいではありませんか。

もっと単純に、音楽を聴きながら歩いてみてもいいと思います。体調をよくするために今までより多く歩いてみようと思ったのを機会に、興味はあったけれどしたことがなかったことを試してみるのは楽しいものです。

どうしてもアイディアの浮かばない人は、情報を集めてみましょう。私のいう〈ライフスタイル・ウオーキング〉とは違いますが、意識して行われるウオーキングについては、たくさんの情報が発信されています。

図書館や書店に行くと、趣味とウオーキングを組み合わせた本が多いのに驚くことでしょう。インターネットで調べても、多くのヒントが得られます。仕事場がある町や、自宅のある地域の自治体の広報にも、思いがけない場所や、歴史的な旧跡の案内などがよく掲載されています。

自分の趣味や好きなことと、歩くことを結びつけると、歩くのが楽しくなります。それをすると楽しい、というのが、習慣化のためには最も重要なポイントだからです。〈ライフスタイル・ウオーキング〉はむずかしいことではありません。興味を持ったこと、やってみたいと思うことを歩くことと結びつければいいのです。そのうちに、それ自体が生活になっていきます。

2　歩くのが楽しくなるヒント集

楽しいストーリーを探そう

私は、これまで多くの受診者に、生活に〈ライフスタイル・ウオーキング〉を取り入れるようすすめてきました。そのたびによく聞かれたのが、「どうすれば、歩数を増やせるのですか？」ということでした。私は「好きなことを歩くことと結びつける」のがいちばんのポイントになるのではないか、と思っています。

〈ライフスタイル・ウオーキング〉は、それ自体が目的ではありません。「何歩歩かなければいけない」とか、「毎日歩く時間を作らなければならない」というものでないことは、既にお話ししてきた通りです。〈ライフスタイル・ウオーキング〉は、あくまで生活習慣病の予防・改善をはかり、健康を維持するための新しいライフスタイルです。ですから、無理なく、できれば楽しく歩いて、習慣化することがなによりも大切です。

現代人は、歩かなくてもすむ便利な生活を手に入れました。歩くことは健康のために欠かせない行為であるのに、今や生活にとって欠かせないことではなくなってしまったのです。ですから、「どうすれば歩数を増やせるのか?」と途方に暮れてしまうのも、無理はありません。

それは私自身が、日常生活の中で歩数を増やそうとしたとき、知恵を絞った点でもありました。たとえば、いつもの通勤区間の中で一駅分歩いてみよう、と思ったとします。私は東京の西部に住んでいますが、八月末になると高円寺という駅の周辺で、町をあげての「阿波踊り」が行われます。阿波踊りをみたかった私は、帰宅途中、高円寺駅で下車し、踊りの列を眺めながら次の阿佐ヶ谷駅まで歩いて、また電車を乗り継いで家へ帰ったのです。それは、たいへん楽しい経験でした。そしてその楽しい経験は、歩いたからこそできたことだったのです。もちろん、楽しいと感じることは人それぞれですから、誰にでも「高円寺の阿波踊り」をおすすめはしません。ただ、探してみれば、自分の周りに歩くための材料はいくらでもある、ということなのです。

〈ライフスタイル・ウオーキング〉には、こうした楽しいストーリーが必要です。歩かなければならない、ではなく、歩くのが楽しいから生活の一部になっていくのです。

ここでは、自分が好きなことと歩くことを結びつけて楽しいストーリーをみつけられるよう、いくつかのヒントを提案してみます。あなた自身の楽しい歩き方を探す参考にしてください。

◆自然が好きなあなたなら——

〈花や樹木を見て歩く〉

花や樹木を楽しむには、手近なところで近所に気に入った道をいくつか探しておき、季節ごとに通勤ルートを変えてみるという方法があります。また日頃から情報に気をつけて、花の名所や見頃の時期を書き留めておきます。気になる植物は植物図鑑で調べましょう。知識が増えていくと、さらに花や樹木を探し歩く楽しみが増します。


〈水辺を歩く〉

水の上に大きく開けた空間は、人の心に開放感を与えます。街中にも最近は河川沿いに整備された遊歩道が増えました。海だけでなく観光船に乗れる大きな河や、ボートに乗れる池、渡り鳥が来る瀬もあります。気に入った水辺を歩けば心も身体も爽やかになります。


〈公園を歩く〉

花や樹木、水辺といった要素をすべて持ち合わせているのが公園です。オフィス街の公園を昼休みに歩いてみるだけでも、気分がリフレッシュし、身体を動かすことにもなります。また、

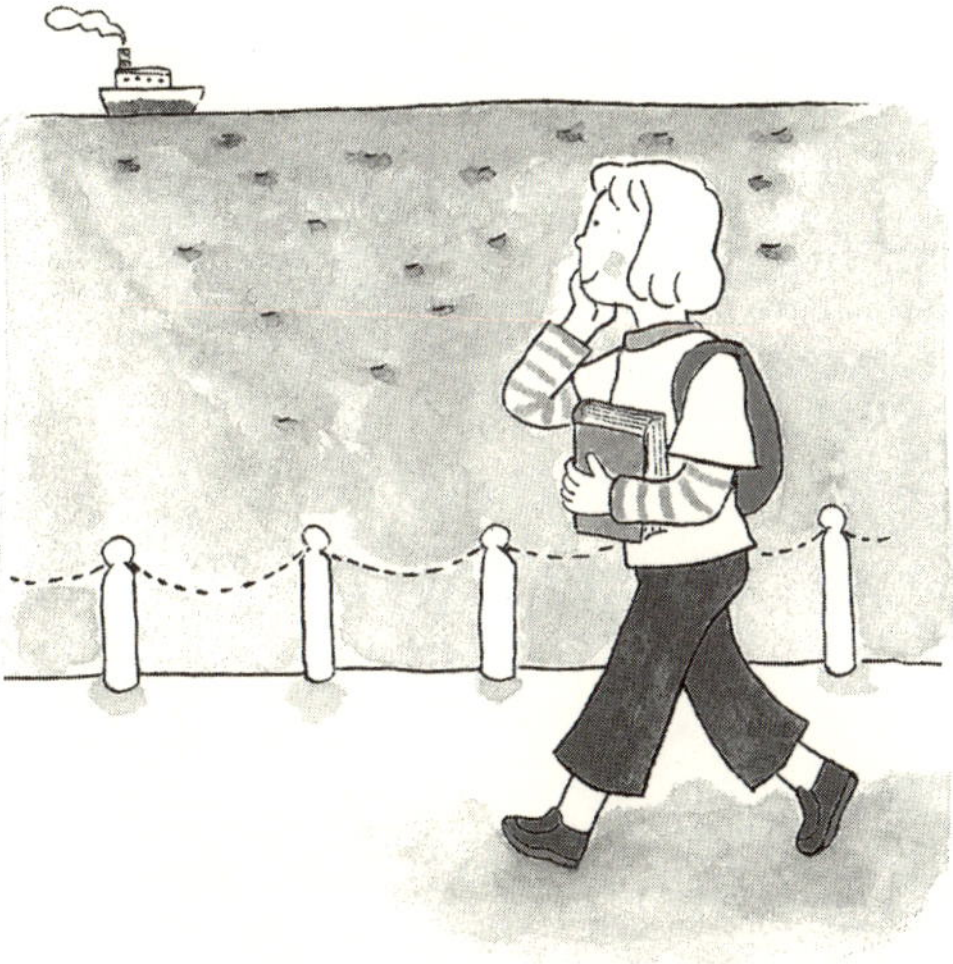

水辺は開放感があり、気持ちよく歩ける

休日に、家族や友人と行ってみるのも楽しいものです。

〈森や里山を歩く〉

休日を利用して、日帰りできる範囲の森や里山へ出かけてみてはどうでしょう。自分の体力や体調をよく考えて、無理のない距離を歩くようにしてください。植物図鑑や、鳥類図鑑に双眼鏡、季節によっては、キノコの図鑑などがあると楽しみが広がります。また、ガイドブックで近隣のおいしい食べ物屋を探しておいたり、直売所や道の駅で、新鮮な野菜や特産品を手に入れる楽しみも期待できます。

〈温泉を巡る〉

森や里山にはよく小さな温泉や鉱泉があります。温泉好きの人なら、それ自体を目的にして歩くのもいいでしょう。ガイドブックや地図をみて、車や電車で温泉まで出かけます。そして目的の温泉入湯に加え、その周辺を歩いてみます。また、町中でも休日などに銭湯巡りをしてみるのもいいかもしれません。

◆歴史が好きなあなたなら――

〈神社や寺を歩く〉

歴史好きの人なら、ぜひ、近所の神社や寺へ行ってみましょう。そこで意外な人物や、歴史的な事件との関わりを発見したら、次はそれに関連した場所を、本や資料で探してたずねてみます。神社仏閣には木々や水辺もあり、自然に触れてリラックスすることもできます。

〈博物館や郷土資料館へ行く〉

日本の各地に、公立の博物館や郷土資料館があります。大規模な博物館なら、交通機関を降りてから歩くだけでなく、館内をひと回りするだけでも、かなり歩くことになります。

〈史跡や墓碑をたずね歩く〉

城跡や屋敷跡、古戦場など、歴史好きの人ならすぐに思いつく史跡があると思います。休日に車や電車で出かけて、その周辺を歩いてはどうでしょう？　また、古くからの寺や墓苑で、興味のある歴史上の人物の墓を探して歩くというアイディアもあります。最近は、そうした墓碑をたずねた本も出ていますし、自治体などで散策ツアーを企画している場合もあります。

〈遍路や札所巡りをする〉

お遍路というと、空海の修行の跡をたどる四国八十八ヵ所が有名です。最近では、それほど熱心な宗教心からではなく、歩くことで自分を見つめ直そうというような動機で、時間をかけて挑戦する中高年の人も多いようです。各地に新旧さまざまなものがあり、情報は本やインターネットなど、いろいろなところで手に入ります。七福神めぐりや、スタンプラリーのような企画を楽しむのもいいですね。

〈街道を歩く〉

日本を縦横に走る街道は、現在多くが幹線道路になっていますから、すべてそのまま人が歩けるわけではありません。その代わり、かつての街道沿いの宿場町をつないで、往時をしのびながら歩くイベントがたくさんあります。「東海道五十三次」「奥の細道」などたいへん人気があるようです。

お遍路や街道を歩くなどのように、いくつかのポイントを順番に訪れるような場合、かなりの距離を歩くことが多いようです。体力に合わせて、無理をしないように心がけてください。

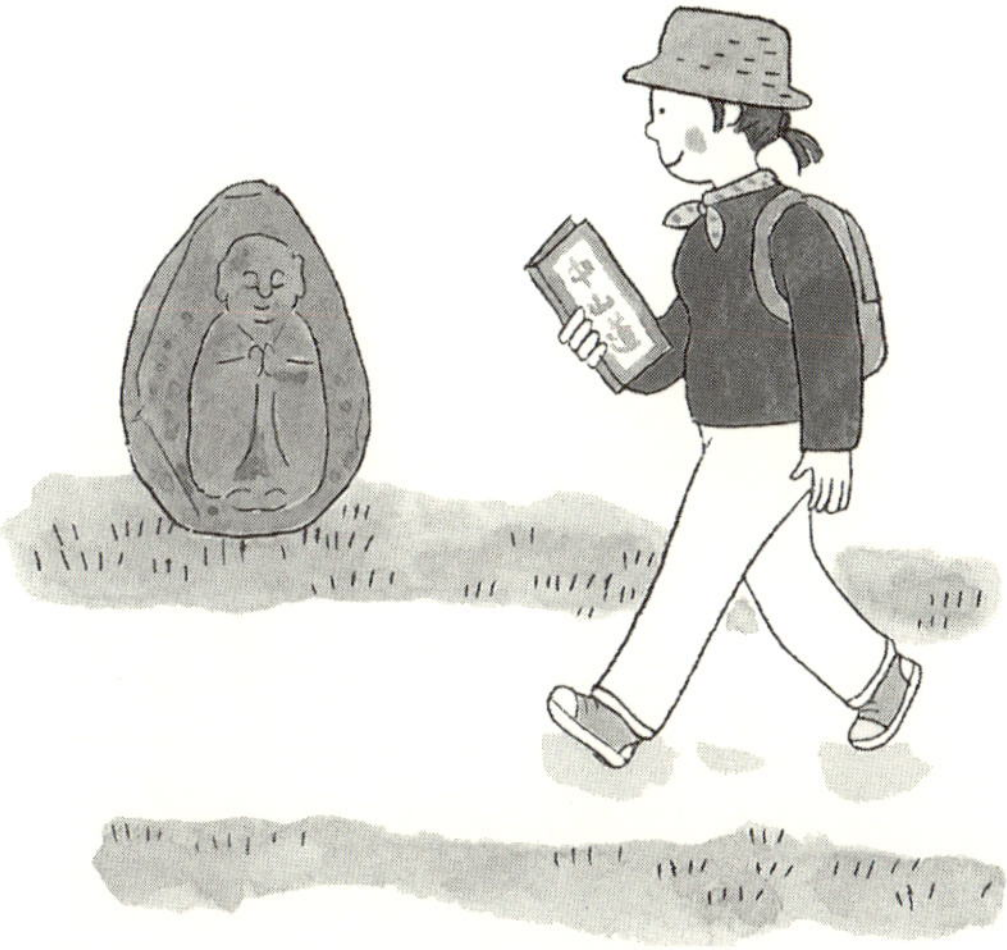

歴史のある街道では意外な発見も

◆絵画やアートが好きなあなたなら――

絵画や彫刻といった美術に関心がある人は、日頃から、展覧会へ足を運んでいるでしょう。自分で絵を描きに出かける人もいると思います。展覧会はそこへ行くまではもちろん、会場内でもかなり歩きますし、自然の景色や建築物などを絵に描く場合も、出かけて描きたい場所をみつけるまで、やはりかなり歩いていると思われます。

〈建築を見て歩く〉

歴史的な建物だけでなく、老舗《しにせ》の看板や、懐かしいファサードを残した店などを探す歩き方もあります。区役所や市役所といった建物には、かつては斬新だったコンクリート建築もあります。時計塔や、橋、少なくなってきた歩道橋など、興味をひかれたものがあったら、行く先々で探してみるといいでしょう。

〈銅像をたずねて歩く〉

町には案外多くの、銅像や彫刻作品が飾られているものです。駅前広場や、公園、役所の入り口、大学などをたずねてみるのも楽しいものです。

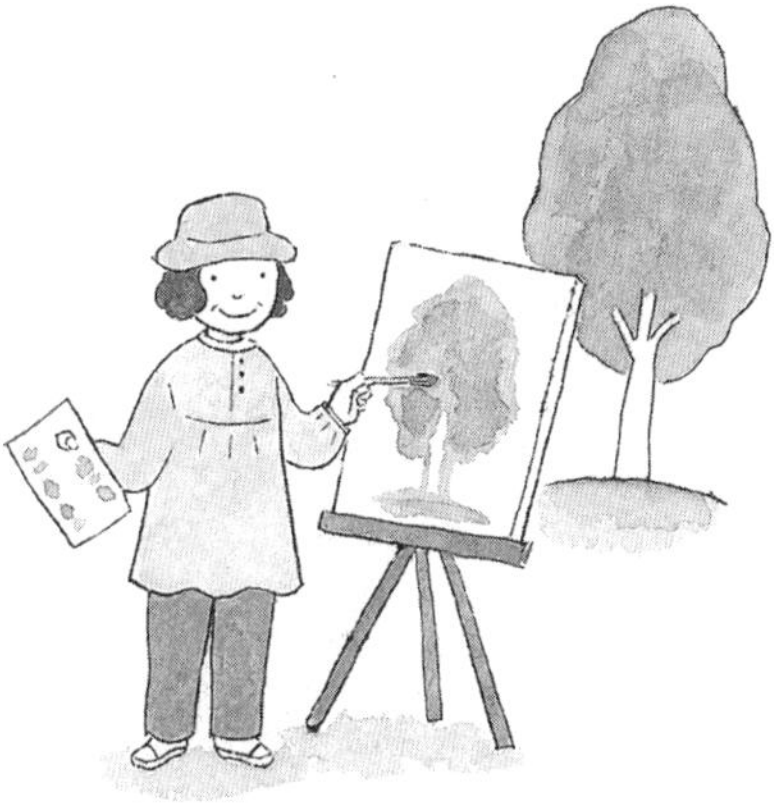

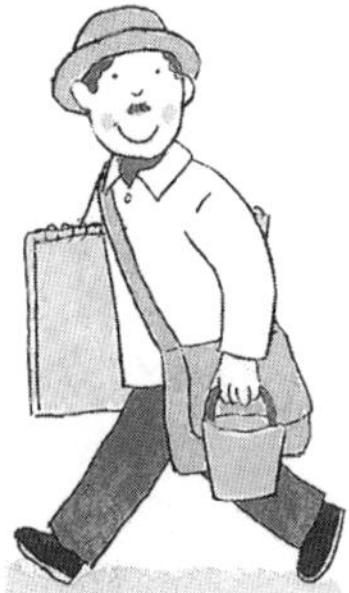

描きたい場所を探して
テクテク歩くのも楽しみのひとつ

◆買い物好きなあなたなら――

買い物も、思ったより歩く行為を伴います。デパートやショッピングセンターなど、大型の店舗は、ぐるりと回るとかなりの面積があります。また、好きなものに絞って、何軒もの店を見て歩けば、やはり長い距離を歩くことになります。実際にものを買う必要はありません。見て回るだけでも、充分楽しめ、知らないうちに歩数をかせいだことにもなるのです。

〈デパートを歩く〉

何かを買う目的でデパートへ行ったら、少し時間をとって、ほかの売り場も見て回ります。上のほうの階にはたいてい、催し物会場や美術品の売り場がありますから、そこから始めるといいでしょう。

〈問屋街・専門店街を歩く〉

近所の店ですむことでも、秋葉原のような電気街や、問屋街、古本屋街など同種の店が集まった町へ行ってみましょう。ひとつの町を回るとかなり歩くことになります。

〈骨董《こっとう》市やフリーマーケットを歩く〉

露天の店がいくつも並ぶ骨董市やフリーマーケット、陶器市を見て歩くと、かなりの歩数がかせげます。本やインターネットなどで、場所や日時を調べて出かけてみましょう。

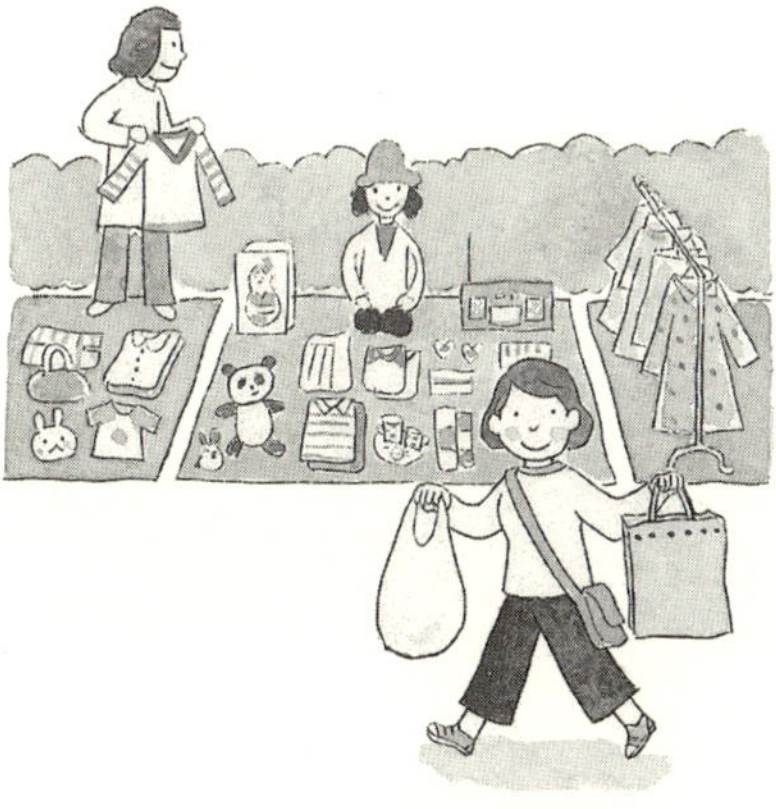

◆文学が好きなあなたなら――

〈作家・作品巡り〉

好きな作家ゆかりの地を歩いてみます。執筆をしたという場所や、作品の舞台になった土地をたずねます。特に当時の地図などを踏まえて書かれた時代小説には、その場所をたずねたガイドブックなども出ています。車や電車で出かけて、好きな作品の背景に描かれた場所を歩くといいでしょう。

ＮＨＫの大河ドラマなども、よいきっかけです。京都、奈良、鎌倉、東京、といった歴史のある土地を、好きなドラマの舞台をたずねるというテーマで歩くのも楽しいものです。

〈文学館・記念館をたずねる〉

全国各地に、その地域に関係する文学作品や作家の、資料や記念品を集めた文学館、記念館があります。作家個人を記念した展示館は、その旧居を生かしていることも多いので楽しさも格別です。

自宅や会社の近所を歩く工夫

自分が好きなことと歩くことを結びつけると、どうしても、情報収集といった準備が必要になったり、休日をあてる場合が多くなります。もっと日常の延長上で、少しずつ歩く機会を増やすには、やはり、普段生活している自宅や会社の周りで、ちょっとした工夫をする必要があります。そんなアイディアも、いくつか紹介してみましょう。

〈地図を持って歩く〉

自宅や会社付近の地図を買ってみると、意外な発見があるものです。今まで行ったことのない図書館や公園、神社や寺などに気づくでしょう。ガイドブックの地図には、いろいろな情報が盛り込まれていて楽しいものです。また、初めてたずねる場所、郊外、里山などを歩くときにも地図は必需品。郊外や里山で便利なのは、二万五〇〇〇分の一の地形図です。歩く前に地図で、地形からコースの様子をイメージしておくと、実際に歩いたとき確認ができて面白いでしょう。

〈少し遠くの店へ買い物に行く〉

日常の買い物は、つい決まった店ですませがちです。ときには足をのばして、別のスーパーや商店に行ってみましょう。

長い距離を、買い物の荷物を抱えて帰るのがいやだったら、行きは自転車を押して歩き、帰りだけ乗ってくればいいのです。自転車で少し足をのばして、買い物だけでなく、店の周辺を歩いてみるのも楽しいでしょう。

会社の周辺であれば、毎朝新聞を買うスタンドを、少し離れた場所にしてみる。朝、コーヒーを買うコーヒーショップや、飲み物を買うコンビニを少し遠い店にしてみる、といった小さな工夫をすることが大切です。

〈沿線の駅で降りてみる〉

自宅と勤め先という、二つの点をつないだ間を往復するだけの生活を、少し変えてみましょう。毎日利用している通勤電車を、途中下車して、一駅分歩いてみましょう。あらかじめ、地図を用意したり情報を仕入れておくと迷わずにすみます。途中の町で祭りがあるときに見物に降りて一駅歩いた私の例を紹介しましたが、何かのイベントに合わせるのも、楽しいかもしれません。

もちろん、休日に、隣の駅、そのまた隣の駅と降りて歩いてみてもいいのです。一駅分と決めなくても、駅の周辺だけでもかまいません。その駅から歩ける面白そうな場所を探しておいて、そこへ歩いて行ってもいいのです。

〈おいしい店を探す〉

いつも通勤で、駅までの最短距離しか歩いたことのない町も、足の向くまま横道に入って歩いてみると、思いがけない店がみつかることはよくあります。日本そばが好きな人ならそば屋を探してみる。おいしい寿司屋やこぢんまりとしたイタリア料理店、香ばしいフランスパンを焼いているパン屋などに出会うと、これも楽しいものです。雰囲気のよい喫茶店でもあれば、散歩の休憩地点にもなります。

これは、サラリーマンの昼休みでも同じことができます。新しい店を開拓するために、今までより五〜一〇分、遠くへ足をのばしてみてください。「食事前の空腹時や、食後すぐに運動をするのは身体によくない」といわれますが、五分、一〇分歩くくらいなら、まったく問題はありません。デスクワーク主体のサラリーマンにとって、昼休みは、身体を動かす数少ない機会ですから、意識して一〇分くらいは歩くよう、心がけるといいと思います。

〈メモ帳と筆記用具〉

その日歩いた場所の地名や、みつけた店の名前と定休日、公園でみた名前のわからない花のスケッチと、歩いていると「書くものがあればよかった」と思うことが案外多いのです。歩くスピードが、周囲のいろいろなものに気づくのにちょうどいい、というせいもあるのでしょう。また、歩くと頭がすっきりして、普段よりいろいろなことを考えつく、という人もいます。そんな思いを書き留めておくためにも、メモ帳と筆記用具は役立つのです。

〈写真を撮って歩く〉

カメラを携えて、家の近所を歩きます。花でも、家でも、掲示板のポスターでも、なんであれ、面白いと思ったものを撮ってみてはどうでしょう。誰か、家族や友人を誘って、同じルートを歩き、あとで撮った写真を比べ合うとまた楽しめます（私の知人は、家族で季節ごとに写真コンクールを企画しているほどです）。

今はデジタルカメラなど、ずいぶん小さなものがありますから、写真が好きな人なら持って歩いても邪魔にはならないでしょう。美しい自然の風景、子どもたちやご近所の猫の生活、知り合いの笑顔……ただ歩き回る以上に楽しい出会いがあるのではないでしょうか。

〈町会の活動に参加する〉

みなさんの町にも、町会や自治会があるでしょう。こうした活動の役員や、祭りの係、町会費の徴収係などを引き受けると、案外歩くことができます。

自宅の近所を一軒一軒回ってお世話をしたり、子どもたちの御輿《みこし》と一緒に町内を一周したり、防犯・防災のパトロールも地域によっては実施されています。春秋の交通安全週間、地域の掃除なども、歩く機会になります。近所に知り合いが増える上、自治体が主催するさまざまな活動について情報を得ることもできます。そうすると、なおさら町へ出る機会が増えていきます。

〈出会った人と知り合いになる〉

近所を歩いてみると、いろいろな人に出会います。いつも店の前に出ている酒屋のご隠居。公園で絵を描いている人。庭の植木の手入れに余念のない人。挨拶をしたり、ときには声をかけて話をしてみます。それほど深い付き合いにはならなくても、知っている人が町のあちこちにできるだけで、今日はあのご隠居は元気だろうか、などと歩く張り合いができるものです。
さらに、人に限らず、よその家の犬や、いつも同じような所で昼寝をしている猫、毎年同じ建物の軒先に巣を作るツバメなども、好きな人ならその様子をみるために、歩く気になります。会社の周りにも、歩いてみれば、確認するのがうれしい知り合いがみつかると思います。

〈休憩できる場所を探しておく〉

近所を歩き回るときに、休める場所も心に留めておくと、さらに安心して遠くまで歩くことができます。
喫茶店や、公園のベンチ、トイレが使える公民館・図書館などは便利です。休憩コーナーがある大型店などもあるでしょう。どこまで行けばコンビニがあって飲み物が買えるか、といったことを知っておくのもいいかもしれません。疲れたとき、ここから家の近くへバス路線がある、といった交通機関のチェックもしておきたいものです。

周りにサポート隊を作る

前出のSさんは、雑誌上で自分のウオーキング減量の様子を公開していました。これもひと

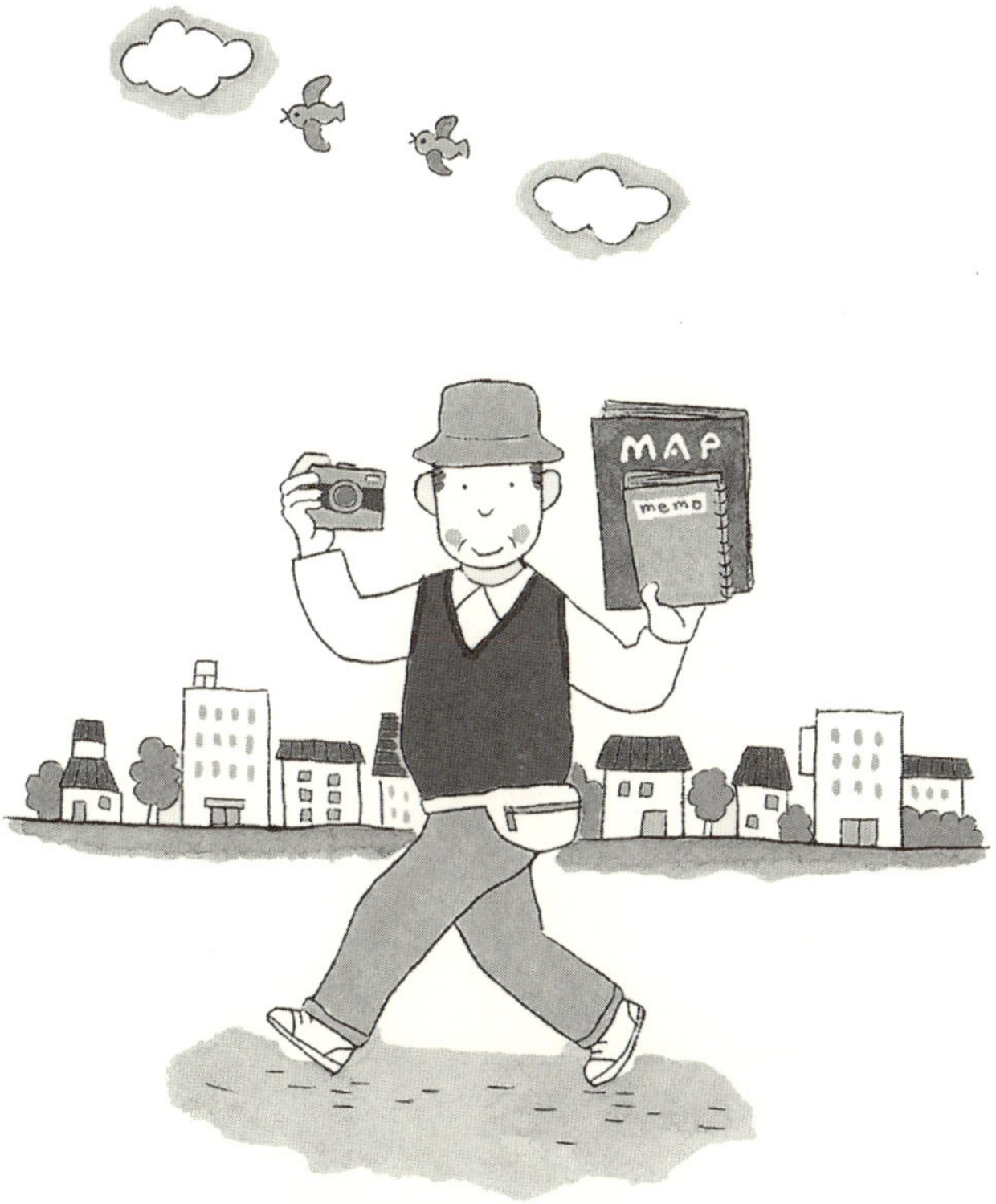

カメラや地図……
小道具も準備して歩く

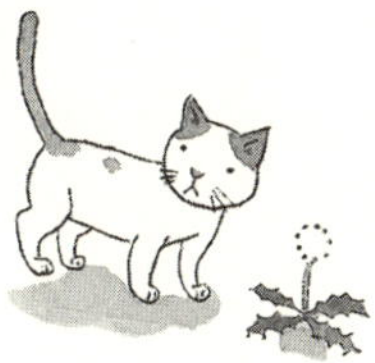

つの手だと思います。周囲の人に「歩く」宣言をすれば、昼休みにわざわざ遠くの喫茶店まで出かけて行っても、「ああ、歩くんですね」と理解を得られます。体調のよくない日に「今日は歩かないんですか」とプレッシャーをかけられるのは困りものですが、くじけそうなときにひと声かけてもらえば、また意欲が湧いてくるかもしれません。

また、職場や地域の仲間、夫婦、孫とおじいさん、おばあさんなどといった組み合わせで、一緒に歩いてくれる人を確保するのも大切です。普段あまり会話のない人とでも、おしゃべりしながら歩けば新たな交流が生まれるはずです。趣味や目的の合った、ウオーキング友達をたくさん作り、誘い合うのも「歩き続ける」コツです。

歩いているうちに、ベテランと知り合うことがあれば、その知識や情報も貴重なものです。体調管理や長続きさせるコツ、おすすめのコースなどを教えてもらうと、ウオーキングがより楽しくなります。

そして、生活習慣病の改善を目的とするなら、健康管理の相談にのってくれる医師や保健師さんと連携することも大切です。検査の結果をみながら、ウオーキングのペースなどをアドバイスしてもらいましょう。さまざまな形であなたをサポートしてくれる人間関係を持つことは、歩く励みにもなりますし、何より〈ライフスタイル・ウオーキング〉を習慣化する、大きな力になると思います。

こんなふうに、具体的なアイディアをみてくると、何かひとつくらいは自分の好みに合った「歩くきっかけ」をみつけることができるのではないでしょうか？　自分はどんな趣味があるのだろう、何が好きなのだろうと改めて考えてみてください。そして、ここであげた具体的な〈ライフスタイル・ウオーキング〉を続けるための工夫を参考にして、ぜひ今までより少し多く歩く新しい生活を始めてほしいと思います。

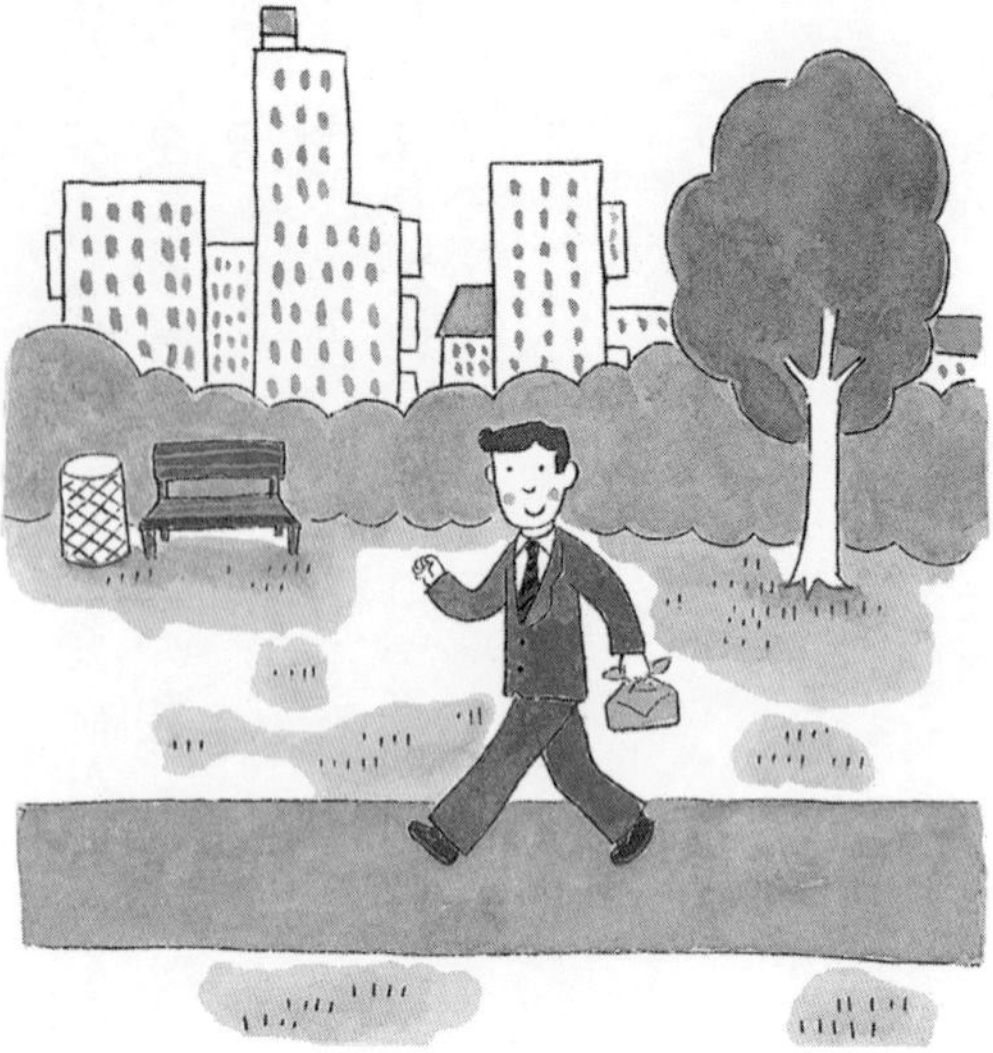

第五章　身体も快適に歩くために

どう歩き、何を準備すれば楽しく歩けるか？

精神的に楽しく、満足感が得られるように歩くことが、〈ライフスタイル・ウオーキング〉を続けるためには、最も大切です。

しかし、歩いたことで気持ちはよくなったものの、足が痛んだり、ひどくのどが渇いて身体がしんどい思いをしたのでは、歩き続けるのがおっくうになってしまいます。精神面だけでなく、身体も楽しく快適に歩く工夫もしておいたほうがいいでしょう。

〈ライフスタイル・ウオーキング〉は、〈エクササイズ・ウオーキング〉や〈ロング・ウオーキング〉ではありませんが、習慣化してくると、ときにはかなりの速度で歩いたり、週末に参加するウオーキング・イベントなどで長い距離を歩く機会が出てくるものです。最初から「いい歩き方」を覚えておくにこしたことはありません。それに付随して、歩く前と後に行うウォーミングアップやクールダウンの方法も知っておきたいものです。

また〈ライフスタイル・ウオーキング〉を楽しむためにも、あると便利なものや、いつでも歩けるように準備しておくための工夫があります。もちろん歩きながら、自分の経験で、こうしたほうがいい、これがあれば役に立つ、と思ったことを取り入れていけばいいので、初めからすべて完璧にそろえる必要はありません。以下、私の経験から、そういった歩くための注意点や便利なものについて具体的に紹介しておきましょう。

いい歩き方

〈ロング・ウオーキング〉に参加したり、〈エクササイズ・ウオーキング〉をする人でなくても、〈ライフスタイル・ウオーキング〉に慣れて、長い距離を歩いたり、日常生活でもそれまでより速く歩く機会が増えてきたら、身体を痛めないように、いい歩き方をすることを心がけてください。

いい歩き方は、一三四ページに示したように、膝を伸ばし、かかとからスッと着地します。歩幅は広いほうがいいのですが、無理に広げなくても、膝を伸ばしていいフォームでスピードを上げるだけで、自然に歩幅は広がると思います。

前に出した足のかかとで着地して体重移動が始まったら、前に出した足のかかとからつま先へ、足の裏を転がすように移動します。足の裏で地面をつかむような感じ、といえばいいでしょうか。

つま先に重心を残すようにして後ろへ押し出すと、身体が前方に自然に移動して、反対側の

いい歩き方

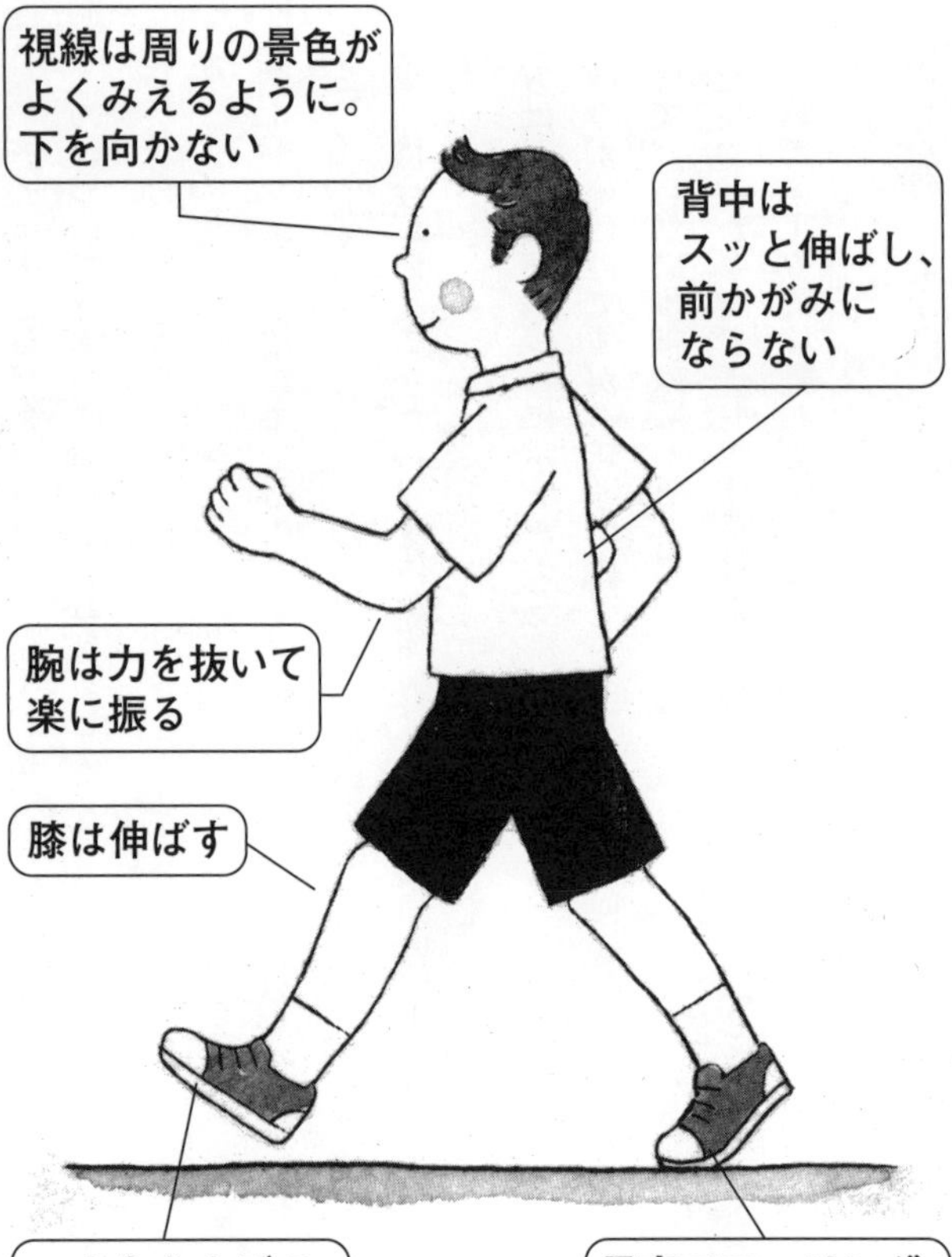
視線は周りの景色が
よくみえるように。
下を向かない
背中は
スッと伸ばし、
前かがみに
ならない
腕は力を抜いて
楽に振る
膝は伸ばす
つま先を上げて、
かかとで着地
足裏でローリング。
つま先で押し出す

足が前へ出ていき、かかとで着地します。

歩くリズムは、腕の振りでとります。足の動きに合わせて自然に振ります。直角に曲げるのがいい、とよくいわれますが、スピードが上がればだんだん直角に近く曲がってきますから、意識して無理に直角に曲げようとする必要はないでしょう。そして周囲の景色を楽しむように、視線は少し遠くへやります。あごは引き、胸を張り、背筋を伸ばして歩きましょう。

いちばん大切なのは、やはり「かかとから着地」を意識することです。そこをきちんとおさえていれば間違いないと思います。

ウオーキング前後のストレッチ

ウオーキング前には、必ずウォームアップをします。上半身のストレッチや、足、股関節もよく伸ばして柔軟にしておきます。けがや故障を防ぎ、特に寒い冬には、身体を温める効果もあります。またウオーキング後には、疲労した筋肉をクールダウンさせます。つま先から始めて足全体をもみほぐし、脚や腿《もも》をよく伸ばしておきます。これは翌日以降に疲労を残さないためにも大切です。

以下に、歩く前と後の、ストレッチをイラストで示しておきますので、参考にしてください。

簡単ウォームアップ I

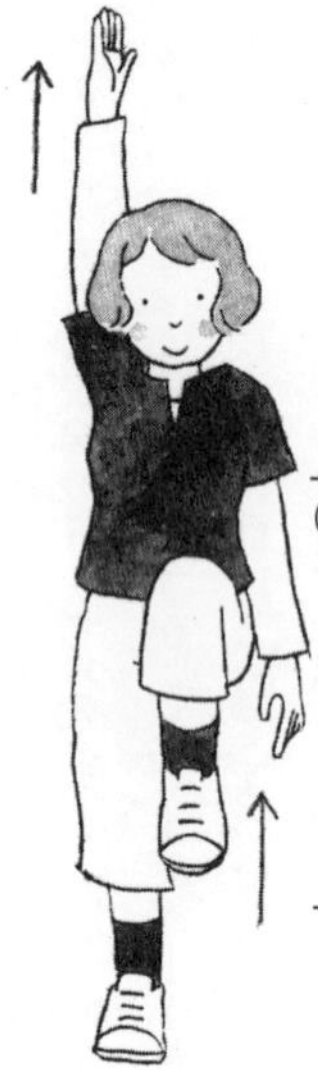

①両手を前後左右に広げながら、足踏みしてストレッチするスペースを確保。手と膝を少しずつ高く上げて身体全体をほぐす

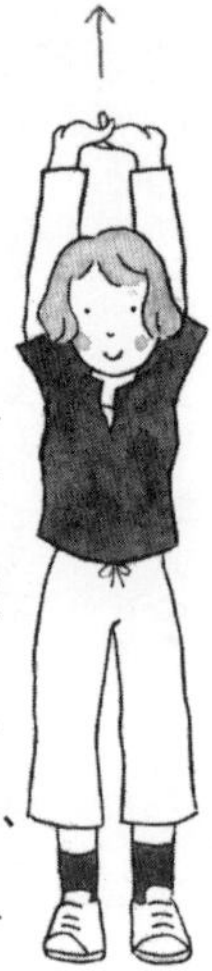

②足は自然に開き、視線は景色を楽しむような高さに。手の指を組んで裏返し、頭上へ。身体をゆっくり引き上げて背伸びする。気持ちよく伸びたら、そのまま10数える

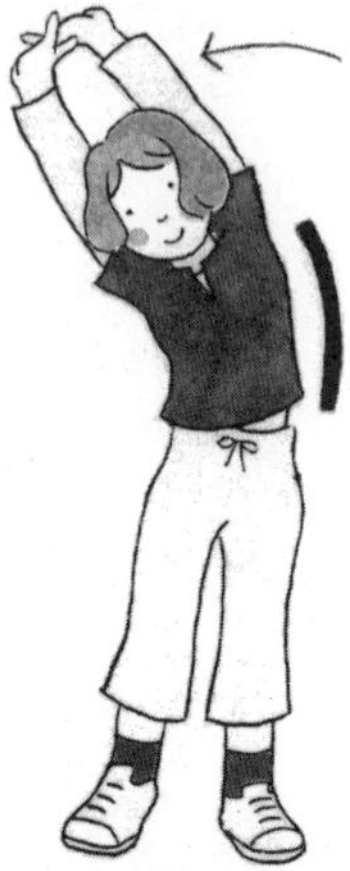

③足を少し横に開き、再び手を組んで頭上に。手を引き上げながら上体を横に倒し、10数える。反対側も同様に

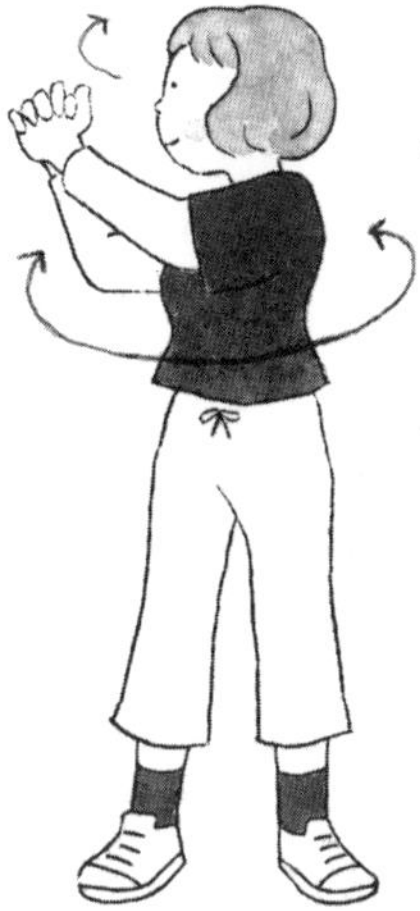

④手を組んだまま前方へ伸ばし、
上体を後方へぐるっと回す。
後ろをみるように、10 数える。
反対側も同様に

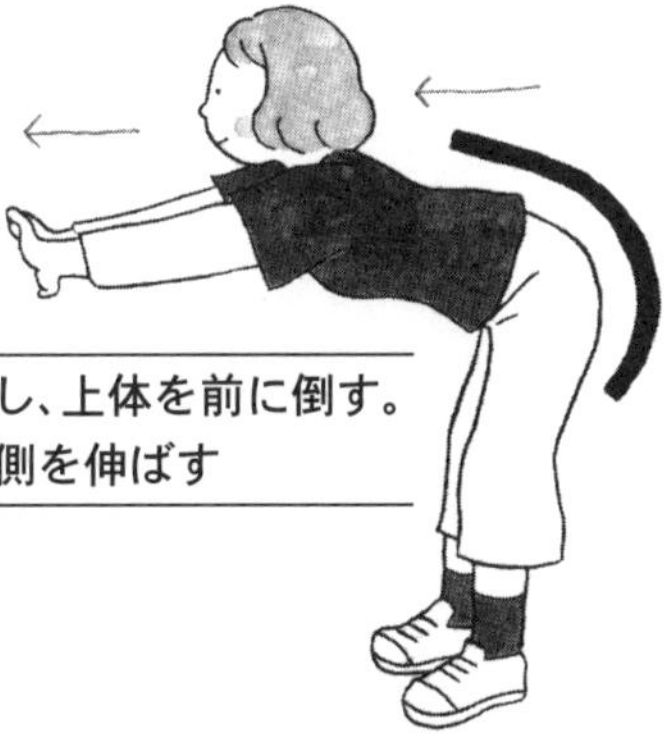

⑤手を前方に伸ばし、上体を前に倒す。
背中、腰、脚の裏側を伸ばす

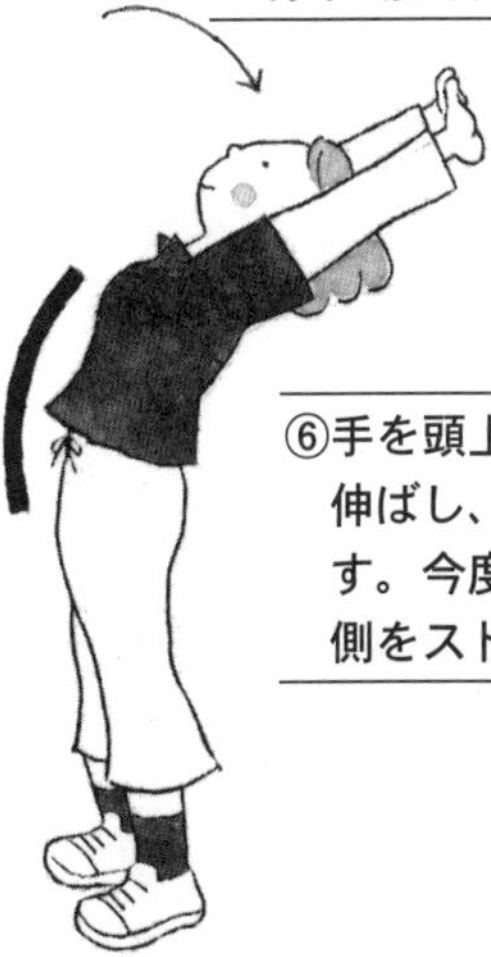

⑥手を頭上から後ろへ
伸ばし、上体をそら
す。今度は身体の前
側をストレッチ

参考資料
「完全マニュアル　健康ウオーキング」
(社)日本ウオーキング協会編
池田克紀監修　実業之日本社

簡単ウォームアップⅡ

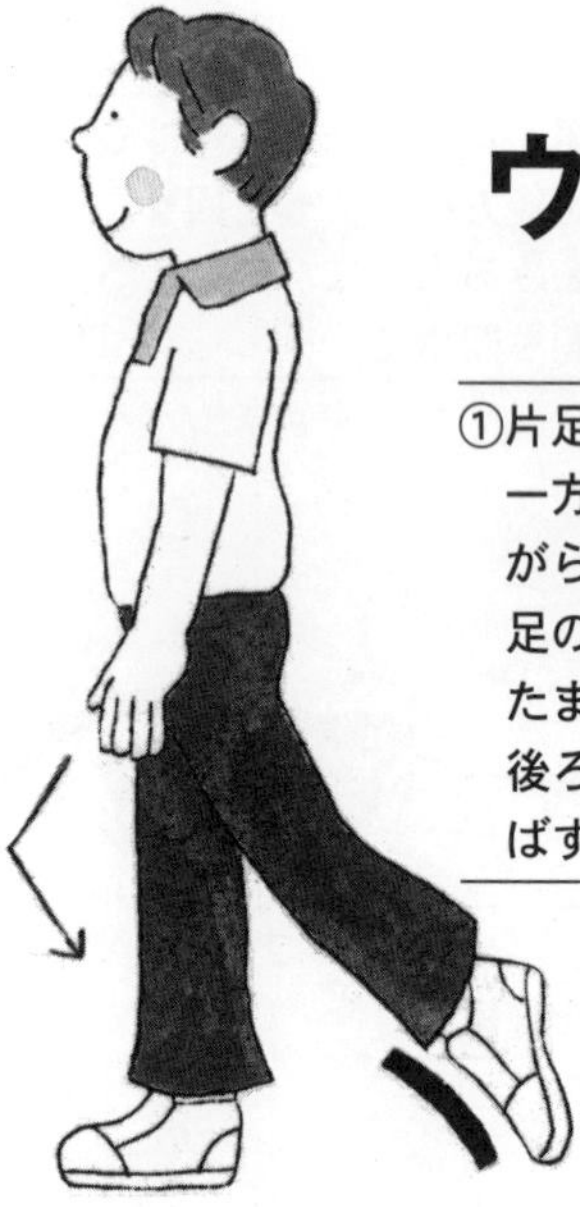

①片足で身体を支え、もう一方をつま先を伸ばしながら後ろに引く。引いた足のつま先を地面につけたまま、前の膝を曲げ、後ろの足の甲の部分を伸ばす

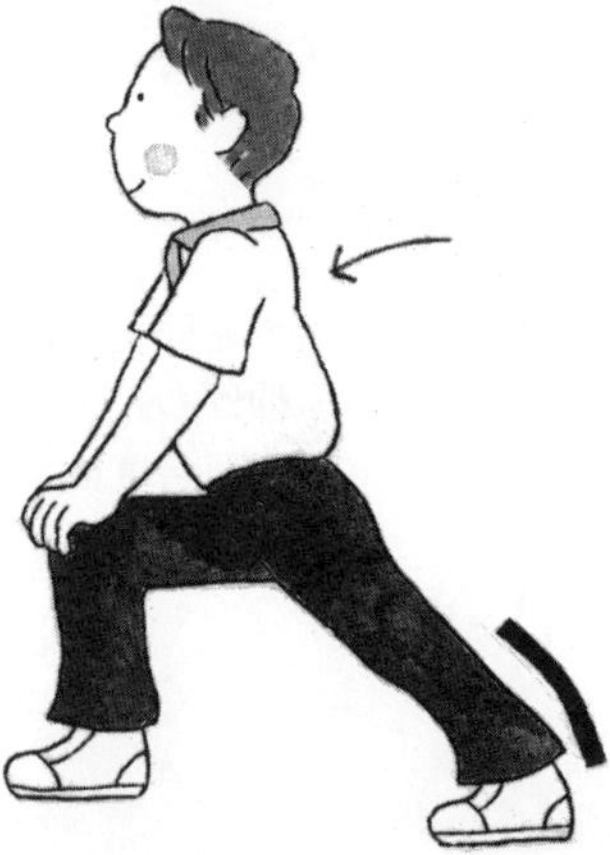

②そのまま身体を立ち上げ、引いた足の足裏全体を地面につける。前の膝を曲げ、体重をのせる。引いた足のふくらはぎ、アキレス腱を伸ばす

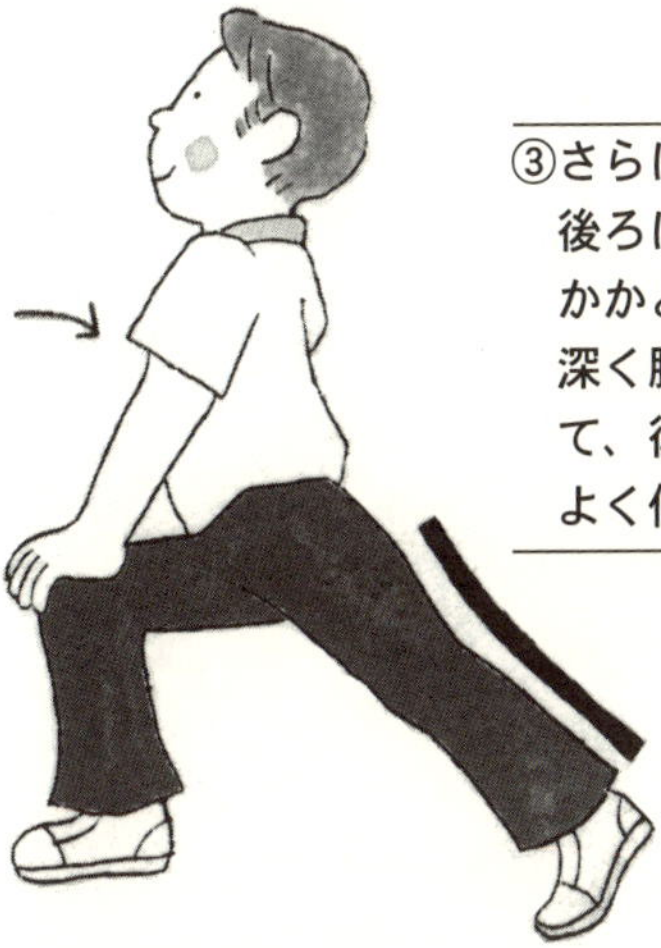

③さらにもう一歩、後ろに足を引き、かかとを上げる。深く腰を落として、後ろの足をよく伸ばす

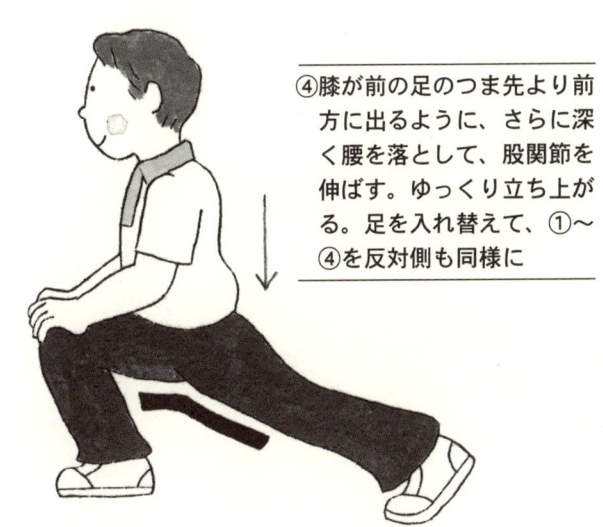

④膝が前の足のつま先より前方に出るように、さらに深く腰を落として、股関節を伸ばす。ゆっくり立ち上がる。足を入れ替えて、①～④を反対側も同様に

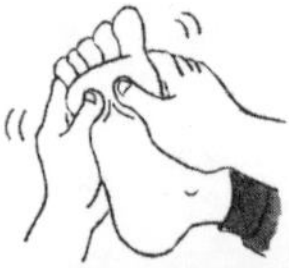

c)指のつけ根を押しもみ

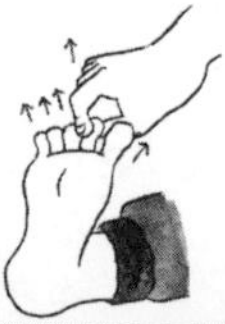

b)足指を引っ張る

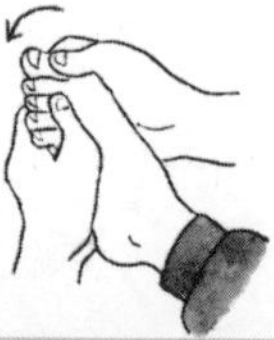

a)足指を曲げる

簡単クールダウン

①靴を脱いで座り、
つま先から足を
マッサージ。
※左右同様に行う

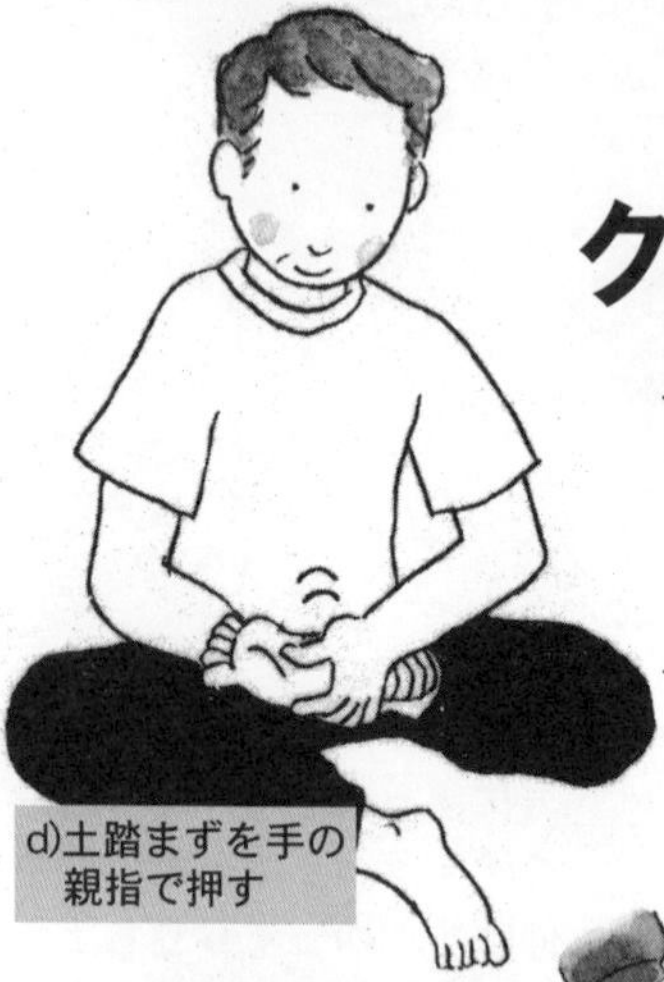

d)土踏まずを手の親指で押す

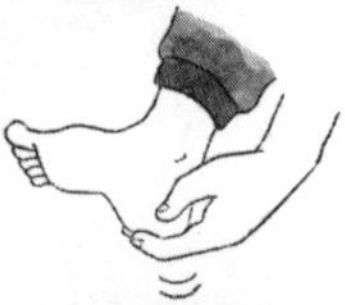

e)かかとを包みこむようにもむ

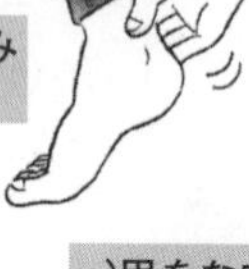

f)アキレス腱をつまみながらもむ

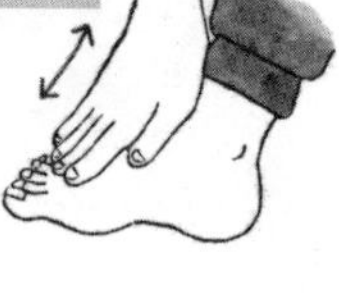

g)甲をなでるようにマッサージ

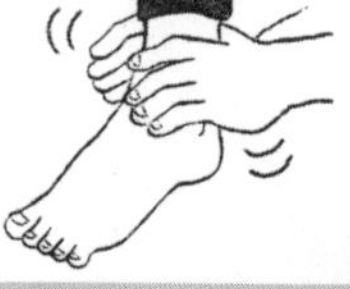

h)最後は足首まわりを

②ふくらはぎを両手ではさみこみ、
血液を心臓に向かって戻すように、
足首から膝に向かってもみほぐす。
膝の周りもマッサージ。太腿も同様
に。反対側の足も行う

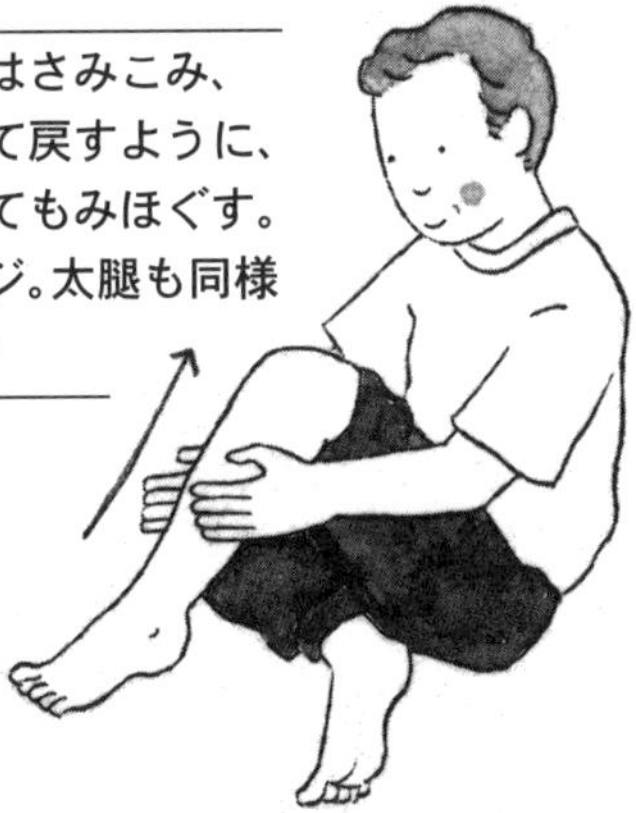

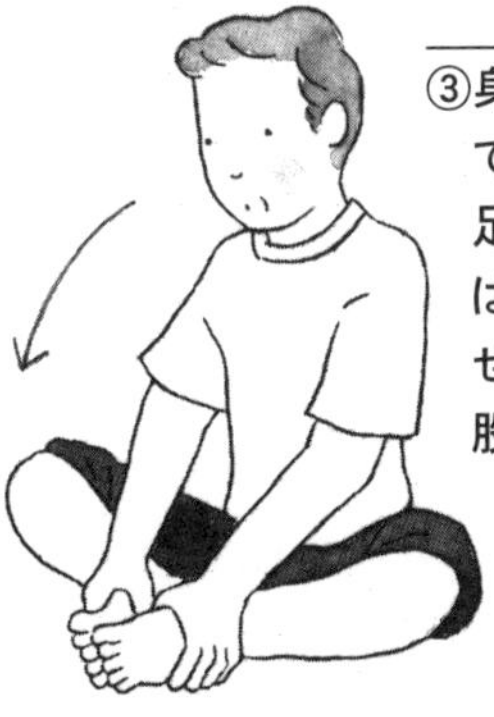

③身体の前で両足の裏を合わせ、
できるだけ身体に引き寄せる。
足を両手でつかんで、背筋を伸
ばし、上体を前に倒す。顔は伏
せないように。
股関節、内腿をよく伸ばす

④片方の足をななめ前方に伸ばし、
反対側の足を折り曲げ足裏を伸ば
した足の膝の内側につける。
伸ばした足と同じ側の手で
つま先をつかんで、引き
寄せる。反対側も同様に

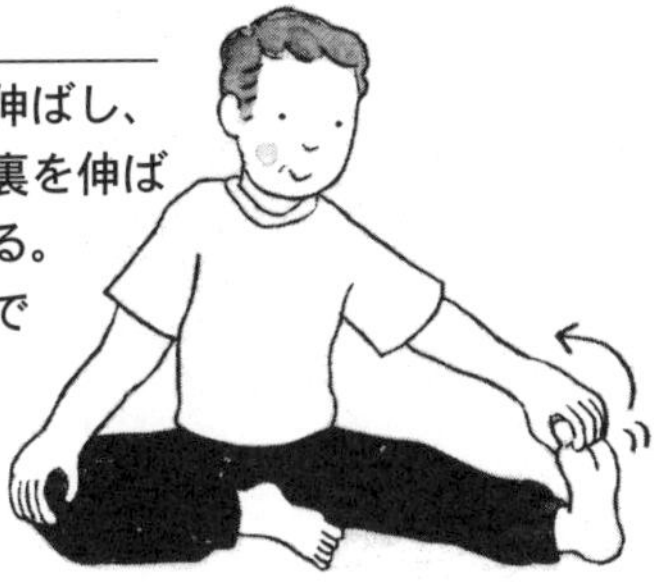

ウオーキングシューズ

長く歩いたり、いい歩き方をしようとするには、革靴やヒールの高い靴は不向きです。革靴は底が固いので、かかとから着地をするのがむずかしいからです。ウオーキングシューズを用意したほうが、気軽に歩いたり、空き時間に遠回りをして歩いたりすることができると思います。急に仕事が早く終わって歩く時間ができたときのために、会社のロッカーにウオーキングシューズだけでも用意しておく手もあります。

最近は日本人の足の形に合う、いいウオーキングシューズが数多く出てきました。外見は通勤用のタウンシューズにみえますが、靴底のクッション性、かかとのカッティング、靴内部の広さなどがウオーキングシューズ仕様になっているものです。私も通勤や普段外出するにはこうした靴をはいています。

ひとくちにウオーキングシューズといっても、用途によって選ぶ必要があるのです。たとえば、どんな場所を歩くか――舗装された平坦な道か、でこぼこした砂利道や石ころのある道も歩くのか、ハイキングで自然の中を歩くときも使うのか――で材質や形が違ってきます。

また、歩く距離も考えます。毎日の通勤の行き帰りや休日の散歩程度なのか、一〇キロ、二〇キロまでか、さらには四〇キロ以上の長距離を歩くのかによっても、選ぶべき靴は違ってくるからです。

店頭にはいろいろな種類のシューズが並んでいます。自分の用途を告げて、専門スタッフにアドバイスしてもらいましょう。

これから〈ライフスタイル・ウオーキング〉を始めようという人には、初心者向けの短い距離用ウオーキングシューズがいいと思います。速く歩くことが目的ではないので、少々の砂利道でも楽に歩くことができる、靴底のクッションがいいものを選んでください。

目的に合ったウオーキングシューズが決まったら、いよいよ自分の足に合ったものを探します。次のようなポイントに注意して選んでください。

〈足のサイズ〉

足は、普通朝より夕方のほうが大きくなります。これは一日中立ったり歩いたりすると、足がむくむからです。特に長時間歩いた後の変化は顕著です。自分の足の状態の変化をよく知った上で選びましょう。

〈靴下〉

どんな靴下をはいて歩くかも注意してください。靴下の厚さは、通勤用の薄手のもの、スポーツ用のやや厚手のもの、ハイキング用の厚手のものなどさまざまです。何種類かよくはく靴下を持って行って、靴を選ぶときに店頭で試しばきしてみるといいでしょう。

〈靴の大きさ〉

普通靴の大きさは足長と足囲で表されています。足長はセンチメートルで表し、〇・五センチ刻みになっています。ウオーキングシューズを選ぶときは、いつもはいている通勤靴より〇・五センチほど大きめで、つま先に余裕のあるものを選びます。

足囲はEで表し、「3E・EEE」や「4E・EEEE」などと靴の内側か靴底に表示されています。Eが増えるほど足指と足甲に余裕ができます。足長が同じ靴でも、足囲表示がひとつ違うと、歩いた感じはかなり違います。

足囲が小さくて足甲が圧迫されるのは困りますが、大きすぎても歩いたとき靴の中で足が動いてマメを作る原因になります。やや幅広の靴を選び、あとは靴下を重ねばきしたり、厚手の靴下をはくことで調整するといいでしょう。はくときにも、靴ひもの結び具合で調節します。

〈形〉

ウオーキングはかかとで着地するので、かかとが窮屈だったり遊びがありすぎると、靴ずれやマメの原因になります。歩きやすいのは、かかとの外側が、外に向かってやや斜めにカッティングしてあるものです。また、長く歩いたり速く歩く場合には、かかとへの衝撃がかなり大きくなりますから、靴底のかかと部分のクッション性がよい靴を選んでください。

足首回りのフィット感も重要です。さらにつま先には、一センチくらいのゆとり（捨寸《すてすん》といいます）があるものを選びます。五本の指がある程度自由に動く余裕を残すこと。足指の形は人によって違うので実際にはいて確かめてください。また、つま先部分が少し反った靴のほうが歩くのには楽です。

〈靴底とインソール（中敷き）〉

靴底は、弾力性があり、なおかつ耐久性のあるものを選びます。いい歩き方をしていると、体重移動をして足を運ぶとき、足裏は地面をつかむように転がる感じで動くからです。インソールは足裏にフィットして弾力性があり、吸湿性のあるものがいいでしょう。

大きさや形が同じウオーキングシューズでも、メーカーによってはいた感じはかなり違います。必ず両足ともはいて、少し歩いてみてから買いましょう。少しきついと感じたら、あとで必ずマメや靴ずれができるので要注意です。特に、外反母趾《ぼし》の人（足の親指が内側に曲がっている。中高年の女性に多くみられる）、扁平足や開帳足（親指と小指の間の横のアーチが崩れて、扁平になった状態）の人、ハンマートゥ（足の指が曲がっていて充分に動かない）の人などは、よく試して自分に合うものを選ぶことが大切です。

また、新しいシューズは多少硬く感じるものです。自分の足に慣れるまで、ある程度はき慣らすことも必要です。長く歩くことを考えている場合は、充分はき慣らしてからにしてください。

〈靴のはき方〉

ウオーキングをするときは、正しいはき方を習慣づけます。次のような順番ではくようにしてください。

①靴ひもの結びを解いてゆるめ、足を入れる

②靴下をよく伸ばす
③靴ひもを締める。靴の中で足指が余裕を持って動く状態で、足甲が痛くない程度に
④かかとをきちんと収める。かかとで地面を軽く叩くようにするといい
⑤靴ひもを仮に結ぶ
⑥そのままつま先でゆっくり踏み込んで、靴ひもをきちんと結ぶ
⑦実際に歩いて、ちょうどいいきつさに調整する

歩く速度や、平坦な道か坂道かでも、足と靴の状態は変化します。そのときどきの状況に応じてこまめに調節が必要です。

歩数計

今までより少し多く歩く——というのが〈ライフスタイル・ウオーキング〉ですから、実際にどのくらい歩いたか数値で確かめるために歩数計が必要になります。具体的な数字で歩数が増えるのがわかると、歩き続ける励みにもなります。

歩数計にはいくつか種類がありますが、最も一般的なのは、歩数が表示されたあとに、その都度それまでの累計をみることができるタイプです。一〇万歩に達すると自然にリセットされ

ますが、一日ごとにリセットする人も多いようです。

　また、時計機能が組み込まれていて、日付が変わると前日の分の歩数が消え、新しい日の歩数を表示するタイプもあります。前日分はボタン操作すれば、確認できます。このタイプは通常一週間分が記録されて、日ごとの歩数変化もみることができます。

〈ライフスタイル・ウオーキング〉の考え方は、経過観察をしている中で全体として歩数が増えればいいというものですから、いってみれば一年後の人間ドックの検査までに年間を通じて増えていれば充分なのです。それでも一ヶ月や一年といった長い期間の総歩数を管理するのはむずかしいので、実際は、歩数計を使って一週間当たりの総歩数をみるようにしています。成人の多くは一週間単位で生活していますから、生活習慣も自然に一週間を最小単位としてできあがっています。ですから〈ライフスタイル・ウオーキング〉を始める場合も、歩数計を使い、一週間の総歩数の多少で見当をつけるのが妥当だと思います。

　最近の歩数計には、その人の年齢、体重、歩幅などの数値を前もってインプットしておくと、歩いた距離や消費カロリーなどが自動的に表示されるタイプもあります。さらに、それぞれの項目の一週間分の記録を表示する機能がついているものも出ています。パソコンに接続して長期間管理するシステムになっているものまであるのです。

さまざまな機能がついた歩数計の中から、好みに合うものを選んで客観的なデータをとりながら、楽しんで〈ライフスタイル・ウオーキング〉を習慣化してください。

服装

天候のいい日に散歩程度にゆっくり歩くくらいなら、日常の服装で充分で、特に気をつけることはありません。汗を拭くタオルや、帽子、場合によってはサングラスなどがあるといいでしょう。

いつもより少し速く歩いたり、少し長く歩くときは、気温と体温の変化に対応できる服装を準備します。速乾性の下着や、通気性がよく保温性にすぐれた素材の上着など、いいものがたくさん出ています。雑誌でチェックしたり、スポーツ用品の専門店でウオーキングウェアの売り場をのぞいてみましょう。

上着は半袖、長袖、薄手のもの、厚手のものなど、そのときどきの気温に応じて重ね着します。特に冬の寒い時期には、何枚もきっちり着込んで出かけましょう。歩き始めて暖かくなってきたら一枚ずつ脱いでいくのです。

また、歩くと速さに応じて体温が上昇し、汗がかなり出ます。特に夏場は発汗もかなりの量で衣服はすぐびしょぬれになります。汗を拭くためのタオルはもちろん、着替えの衣類もいつもバッグに入れておくといいでしょう。

長く歩くときには、急な雨に対する備えも必要です。ポンチョのような軽い雨具や、上下に分かれたレインウェア、それにタオルを多めに持っていると便利です。私の「雨の日のスタイル」はたいていポンチョにレインパンツです。このスタイルだと通気性がよいのです。また、距離によっては、替えの靴下、下着などもあると快適に歩けます。

いずれにしても、あまり初めからいろいろそろえる必要はありません。〈ライフスタイル・ウオーキング〉は日常生活の延長線上にあるものですから、とりあえず、身体を動かしても大丈夫な服装で始めて、自分なりに工夫をしていくというやり方で充分だと思います。

機会があれば会社帰りに歩きたい、と考えている人は、次のようなものを用意しておくといいでしょう。

▼肩にかけられるバッグ。リュックでもいい。歩くとき脱いだ上着を入れるためのもの（普段は以下のものを収納しておく）

▼Tシャツなど着替え（汗をかいたときのために）

▼タオル
▼飲み物、あるいはその容器（もちろん歩くときに購入してもいい）

中には「形から入る」のが性に合っている人もいるでしょう。ブランドもののシューズ、ウェアでコーディネートするのもひとつの楽しみ方ですが、くれぐれも足に合った靴、気温と体温の変化に対応できる服装、といった基本は忘れないようにしてください。

水分補給

一日中連続して歩く〈ロング・ウオーキング〉では水分補給は重要ですが、〈ライフスタイル・ウオーキング〉であれば自分の好みの水分補給方法でかまいません。二〇～三〇分程度の散歩ならいらないこともあるでしょう。

しかし暑い時期や、もう少し長く歩く場合は、いつもペットボトルや水筒などを持って行くようにしましょう。今は町中であれば、コンビニや自動販売機で飲み物は手軽に買うことができますから、あまり心配する必要はありません。ですが、やはり水分補給を怠ると身体にはよくないので、いつも意識するようにしてください。

また休日に、郊外や河川敷、里山などを歩くときには、簡単に飲み物を買うことはできないかもしれません。買えないものと考えて、必ず充分な量の水分を用意しておきましょう。

水分はいつも早めに補給することがポイントです。まず、出発前に補給して、歩いている最中にのどが渇いたらすぐに補給します。「のどが渇いた」と自覚する前に、少しずつ補給するのがよいのです。のどの渇きをあまり感じない人は、脱水症になる可能性もありますので、三〇分から一時間ごとに水分をとるように心がけましょう。

多めに補給するときは、水やお茶だけでは不充分です。電解質の入ったスポーツ飲料なども持って行くといいでしょう。

大量の水分が失われると熱中症を起こしたり、血液の粘性が高まって脳梗塞や心筋梗塞を起こすこともあります。暑い日で、かなりの発汗が予想されるときは無理をせず、ウオーキングを中止してください。

このように、ちょっとした具体的な工夫と準備で、少しだけ多く歩くことはずっと簡単に、また（これが大切なことですが）楽しくなります。〈ライフスタイル・ウオーキング〉を気軽に始めて長続きさせるために、ぜひ活用してほしいと思います。

第六章　〈ライフスタイル・ウォーキング〉で変わる身体

歩くことで身体が変わる

〈ライフスタイル・ウオーキング〉を実践するようになると、毎日の暮らしの活動全体が活発になります。それまでより機敏に歩くようになりますし、こまめに立って活動するようになってきます。結果として運動量が増え、動かないことが原因で悪くなっていた、主に生活習慣病に関連する検査値が改善されてくるわけです。人間ドック医としての、私の「今までより多く歩きましょう」という提案は、ここまでで、一応の目的を果たした、といっていいでしょう。

しかし、〈ライフスタイル・ウオーキング〉は、さらに予期しない形で、進化していきました。

〈ライフスタイル・ウオーキング〉で歩数を増やしていくと、次第に歩き方が活発になっていきます。基本的な身体の動かし方が変わることで、運動量が増え、普通の生活をしながら、健康であるために必要なエネルギー消費が可能になっていくのです。つまりその人の身体そのものが変わります。生活習慣病の症状が改善されるのは、身体の目にみえない部分の変化でしたが、こちらは目にみえる外見の変化です。多くの人で、身体の脂肪が減り、筋肉が増えます。それが生活習慣病に関連する検査値の改善の大きな理由になると考えられることは、第三章で説明した通りですが、当然身体の内部だけでなく外側も変わっていたわけです。

そうした身体になっていくと当然、それまでより歩くスピードが上がったり、長い距離を歩いても疲れにくくなったりしてきます。その人の歩き方、つまり動き方そのものが変わるのです。いわゆる体力がついた状態になり、心肺能力も改善されます。

そして活発に歩く（＝動く）ようになると生活そのものが活性化するのです。こうした変化を私は「日常のウオーキング化」と呼ぶことにしました。

日常のウオーキング化

もちろん、有酸素運動であれば歩くことでなくとも、水泳やジョギングをしてもいいわけです。ただ、前述したように、誰でもいちばん手軽に、現在の生活習慣を大きく変えることなく始められるのは、歩くこと、それも日常生活の中で歩数を増やすことです。

人間の活動には、たいてい歩く行為が含まれています。多く歩くようになる、ということは生活そのものが活動的になる、ということでもあるのです。今までタラタラ歩いていた人が、さっさと歩くようになります。周りの人に雑用を頼んで、自席から動かなかった人が身軽に身体を動かすようになります。外へ出る用事は一日一度ですますようにしていた主婦が、その都度こまめに出かけるようになってきます。〈ライフスタイル・ウオーキング〉には、いわば生活そのものをウオーキング化する効果があるのです。

たとえば、第三章で紹介したSさん（五六歳　男性）は、五ヶ月間、一日平均一万歩歩くという生活を続けるうちに、より多く歩く状態が日常化したことで、歩き方、身体の動かし方が明らかに変わっていきました。

まず、意識して歩こうとしなくても日常的によく歩くようになり、歩き方も活発になってきました。Sさんがとった歩数の記録をみると、開始当初の一ヶ月は、張り切って早朝に一定時間まとめて歩いています。そのせいで、一ヶ月間の一日平均の歩数は、八九二〇歩でしたが、そのほとんどが早朝のウオーキングによるもので、それ以外の時間はほとんど歩かず、歩いても大きな身体を引きずるように、タラタラと歩く状態でした。

それが三ヶ月経った頃から、早朝ウオーキングをしない日でも、歩数が増え、歩き方も活発になってきたのです。さらに開始から四ヶ月目にはいると、早朝ウォーキングなしで一日の歩数が一万歩を超えるようになり、歩き方も力強くなりました。

歩き方が変われば、当然生活も変わります。座り仕事が多く、移動にはタクシーを使うのが当然だったSさんが、できる仕事は自分で動いて片づけ、歩ける距離は歩くような活動的な形になっていきました。Sさんは、こんなふうにいっています。

「始めのうちは、当然歩くのがしんどかったのです。ただ、なるべく車や電車を使わずに、歩ける距離は歩こうとするうちに、こんな場所まで歩いて来られるのか、あそこへも行かれたという経験を重ねるのが楽しみになっていきました。その上、体重計に乗るたびに、体重が減っていくのが目にみえてわかるんです。歩くと、心身ともに快適になるということを感じるだけでなく、検査数値がよくなるのが確認できて、それも励みになりました。やはり、身体が軽くなって、動くことが苦にならなくなったのが大きいと思います。動けば気分も晴れる、気分がいいと活発に動ける、とどんどん好循環になっていったのだと思います」

一五九ページにあげた三つの表は、二四時間、二分単位の運動強度がわかり、運動量や消費カロリーも知ることができる歩数計（多メモリー加速度計測機能つき歩数計・ライフコーダー）をつけて測定した数値を、コンピューターで解析したものです。グラフの線が高く立ち上がっているほど、運動強度が上がっていることを示しています。

Sさんの記録から読み取れるのは、歩く行為が習慣化されるにつれて、日常的によく歩き、しかも活発に動くようになっていった、ということです。それまでタラタラ歩いていたのが、歩き方そのものが「やや楽な」中等度の有酸素運動に近づいています。Sさんは雑誌の企画という特殊な例でしたので記録は五ヶ月間で終わっていますが、こうした普通に歩いている状態で運動強度が上がっていく「日常のウオーキング化」がさらに進めば、いわゆる〈エクササイズ・ウオーキング〉や、それが長くなれば〈ロング・ウオーキング〉をしたのと同じことにもなっていくのです。

ずっと〈ライフスタイル・ウオーキング〉を心がけ、またウオーキングのイベントにも参加して〈ロング・ウオーキング〉を楽しんでいる私の解析表を、Sさんと同様、一日に一万歩程度歩いた日を取り上げて、参考までに並べておきます。これをみると、通常の歩き方が既に中等度の有酸素運動のレベルに達しているのがわかると思います。

日常的に機敏に歩くようになったり、こまめに身体を動かすようになると、普通の生活をしているだけで、運動をしたのと同じ効果が上がるようになります。〈ライフスタイル・ウオーキング〉は、単なる運動の代わりではありません。数値の上でみれば、心拍数が一分当たり一〇〇を超えた状態が一日に一時間以上あれば、それは〈エクササイズ・ウオーキング〉を一時間以上したのと同じことなのです。このように、〈ライフスタイル・ウオーキング〉が生活に定着すると、普通に生活をするだけで、日常的に運動をしているのと同じ効果が上がるようになる、というわけです。

身体活動レベルの日内変動

Sさん（56歳・男性）

★ウオーキング開始当初

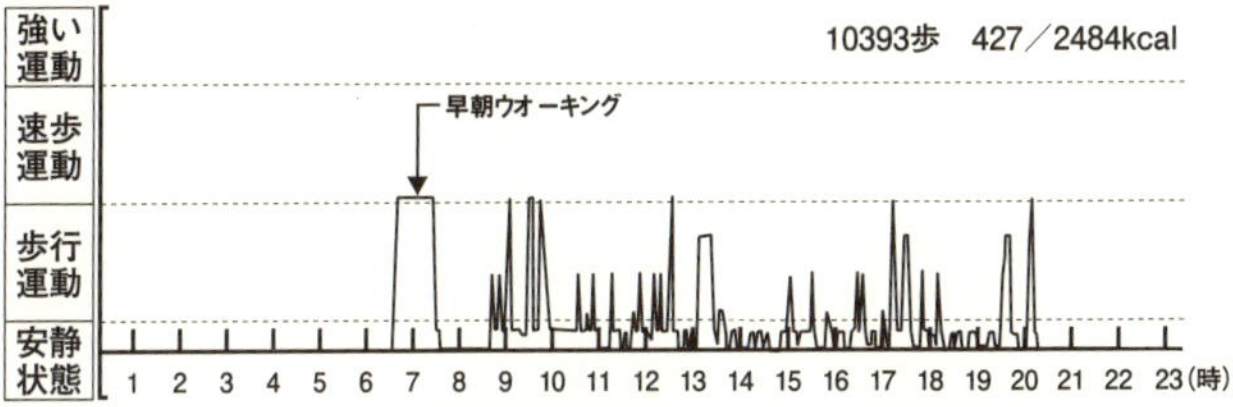

——1万歩を超えているが早朝ウオーキングを除くと運動量は少ない

★ウオーキング開始から4ヶ月後

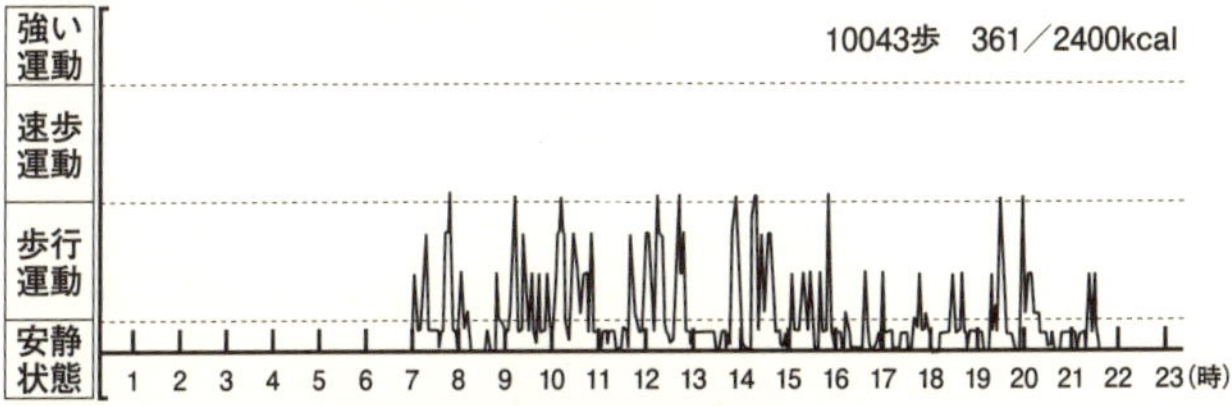

——速歩の時間が増え、歩き方も力強く変化

★著者のある日のウオーキング

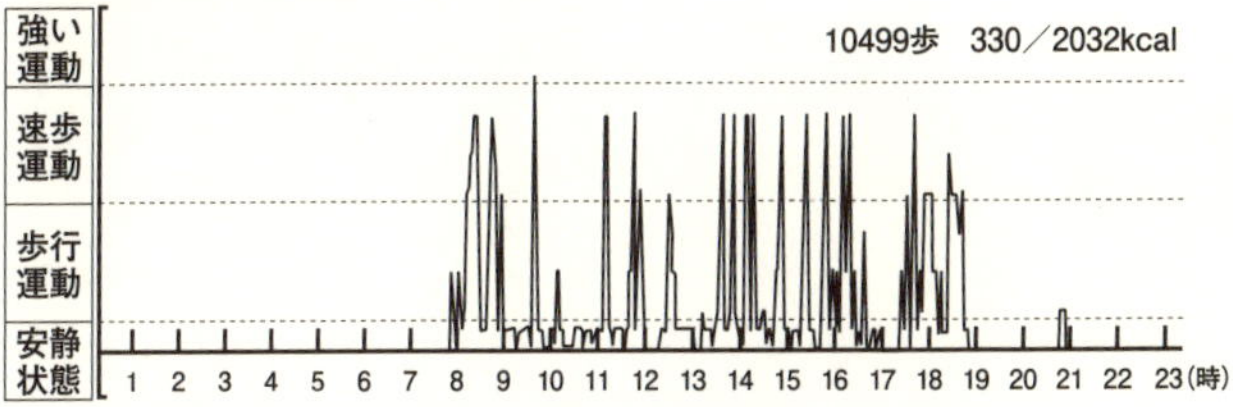

——普通に歩いているときも中等度の有酸素運動レベルに達している

こうした運動量について私自身が測定した数値を紹介すると、ある一日の記録で、朝八時から夜八時までの歩数が一万八〇二歩、運動による消費カロリーが三六七キロカロリーでした。運動という点に注目すると、脈拍が一〇〇〜一二〇を記録した時間の合計は、六六分でした。その日の私は、特に時間を作ってウオーキングに出かけたわけでも、何かほかに運動をしたわけでもありません。通勤のために駅まで歩く、勤務時間中に階段を上り下りする、昼休みに用事で外出するといった日常の生活だけで、中等度の運動を六六分したことになっていたのです。

私たちの日常活動のベースである「歩くこと」が増え、歩きが活発になれば、身体の動きすべてが活発になっていきます。それは、家事でも同じことです。〈ライフスタイル・ウオーキング〉を習慣化すると、同じ家事をするのでも、よく動くようになります。運動量も当然増えていきます。

たとえば、部屋にさっと掃除機をかけるだけの五分で終わる掃除をしたとすると、三五〇歩程度歩いただけの運動量ですが、二〇分かけて念入りにすれば一四〇〇歩歩いたのと同じ運動量になります。この歩数への換算は、私がさまざまな活動のエネルギー消費量から、連続して一〇分間行ったときに、それぞれどのくらいの歩数に相当するか概算したものです。このように運動量に置き換えると、生活が活動的になって「日常がウオーキング化する」という表現の

各種の活動・有酸素運動のウオーキング換算表
（10分間連続して行ったときの換算歩数）

換算歩数	日常生活	就業・労働	歩行・走行	スポーツ・レクリエーション
700歩	洗濯 掃除 炊事 手洗い・洗面 乗り物（立位）	立位の軽作業 （理髪、売り場勤務）	ブラブラ歩き （2〜3km/h）	ドライブ 楽器演奏
1000歩	洗濯物を干す ふとんの上げおろし 床ふき 窓ふき 入浴・シャワー	軽い肉体労働 （草刈り、園芸） 歩行を主とした軽作業 （営業）	普通歩行 （4km/h）	ラジオ体操 ゴルフ ボウリング ゲートボール サイクリング（10km/h） 乗馬（ゆっくり） ハイキング（平地） ソフトボール
1500歩	芝刈り まき割り	中等度の肉体労働 （大工、農業）	やや速歩 （5km/h） 階段を下りる	美容体操 軽いエアロビクス 社交ダンス テニス（ダブルス） 野球 水泳（ゆっくり、のんびり泳ぐ） サイクリング（15km/h） 乗馬（やや早く） ハイキング（山地） バドミントン 卓球
2000歩		強度の肉体労働 （土木、重量物運搬）	速歩（6km/h） ジョギング （6km/h）	テニス（シングルス） フォークダンス 登山 エアロビクス
3000歩以上			急歩 （8km/h以上） ジョギング （8km/h以上） 階段を上がる	歩くスキー 水泳（遠泳） 縄跳び サッカー バレーボール バスケットボール サイクリング（20km/h、坂道） 乗馬（駆け足） 柔道 剣道 その他多くの競技種目

・性別、年齢、体格、その時々の活動状態により加減して換算する（各種の書籍を参考に著者が作成）

意味も、わかりやすいのではないでしょうか。

歩くことが生活習慣病を予防・改善するメカニズムについては、まだ詳しくわかっているわけではありません。今後さらに科学的な解明が進むことでしょう。しかし、〈ライフスタイル・ウオーキング〉は、私たちの生活を確実に、よく歩き、よく動く生活に変え、日常をウオーキング化していきます。活動的な生活を続けていれば、自然と生活習慣病とも無縁でいることができるだけでなく、身体そのものが変わっていくのです。

私自身のウオーキング・ライフ

私が生活習慣病の予防・改善のために考えた、〈ライフスタイル・ウオーキング〉という歩き方は、とにかく、どこか身体の状態が悪くなっている受診者にひとりでも多く、もっと身体を動かすようになってほしい、という思いがもとになっています。そして、今では日常がウオーキング化するまで習慣化すれば、身体も心も健康になっていく、ということもわかってきました。大切なのは、身体を動かさない生活を少しでも変えること、そしてより多く歩くようになったら、それを続けることです。

そのためには、生活の変化も歩くことも、簡単にできて、楽しくなくてはなりません。多くの有酸素運動の中から歩くことを選んだ理由は、それが新しく始める運動としては最もたやすいものであったことと、私自身が当時ウオーキングを楽しんでいたからでした。今の私の生活は、前に図表などで紹介したように、日常がウオーキング化し、普通に歩いているだけでもかなりの運動量になっています。またいつの間にか社団法人日本ウオーキング協会の活動にも関わるようになりました。歩くことはもはや私の生活の大切な要素です。私自身がどんなふうに日常をウオーキング化してきたかを知っていただくのも、何かの参考になるかもしれません。

昔から好きだった歩くことを楽しもうと思った私が、まず最初に起こした行動は、地域の「ウオーキング講習会」に参加することでした。そこでは歩くことに関するさまざまな知識を学ぶことができました。また、歩くことを楽しんでいる人たちがおおぜい存在するということにも気づかせてくれたのです。

次に本や雑誌をめくってみると、さまざまなウオーキングのイベントやコースが紹介されていました。そんな中、あちこちでみかける「山手線一周コース」に、自分でも挑戦してみたくなりました。足に多少の自信はあったものの、自分がどのくらいの距離を歩けるのかまだ見当もつかなかった頃です。雑誌に載っていた地図を頼りにひとりで歩きました。朝、上野を出発して、何度も休憩しながら一〇時間ばかりかかったでしょうか、何とか歩き切りました。道にも迷いましたし、距離にすれば三五キロほどだと思いますが、なかなかしんどかったのを覚えています。

それから、ウオーキングについての本を参考に、いろいろな歩き方を試してみました。家の近所にあったランニングロードに等間隔で距離の標識が置かれているのを生かして、どのくらいの距離をどのくらいの時間で歩けるか記録をとってみたこともあります。同時に脈拍も計り歩く速さや距離によってどんな変化があるか、あれこれと体験してみました。速く歩く、長く歩くというのがどんなものか、自分の身体で覚えたかったからです。たとえば時速六〜七キロというと〈エクササイズ・ウオーキング〉レベルになるのですが、この速さも体験してみました。

歩くこと自体は、たまたま朝歩こうと思い立ったときや、暇ができたときに歩くだけで、「毎日必ず歩かなければ」と思っていたわけではありません。ただ、日頃の生活の中でも時間を作って歩くように心がけ、受診者にすすめたのと同じように歩行記録もつけました。私がつけていたものは歩数を重視したかなり詳しい記録です。毎日、その日の歩数と累計を書き入れ、特記事項を書き込んでいました。

特記事項の欄には、その日連続した運動としてウオーキングをした時間や「昼間食事をしに遠くへ外出した」「展覧会を見に行った」など、いつもと違う行動をした場合にメモしていきます。純粋に歩いた記録ですから食事についての判定はありません。歩行日記とでも呼べばいいでしょうか。この記録を簡略化し、簡単な食事の記録を残す形にしたものが、あとになって受診者のみなさんに私が提案するようになったもの（九三ページ参照）です。

こうして試行錯誤しながら歩き始めた頃、私の一日当たりの平均歩数は、およそ九〇〇〇歩から一万歩といったところでした。休日の歩数はそれほど多くありませんでした。コンスタントに一日平均一万歩程度歩くようになってからは、週末に二〇キロ、ときには四〇キロといった〈ロング・ウオーキング〉のイベントに積極的に参加するようになり、休日の歩数がグンと増えていきます。結果として一日平均の歩数も増えていきました。

〈ロング・ウオーキング〉も始めのうちはマメができたり、関節が痛んだりしたものです。失敗をするたびに解決法を学び、本当に〈ロング・ウオーキング〉を楽しめるようになったのは、〈ライフスタイル・ウオーキング〉が生活の中で定着して体力がついたと実感できた頃でした。

〈ロング・ウオーキング〉の楽しみ

私は旅が好きです。ウオーキングのイベントは全国各地で開かれますから、参加するとなると新しい場所に出かける楽しみがあります。大好きな自然に触れられるのもいい点です。

ウオーキングはたいてい、自然の中を一定のリズムで歩くので、海辺や畑、山々と次々に移り変わる景色が目に飛び込んできます。すると日常の雑念がきれいになくなってきます。これがまたいいのです。

あちこち出かけるようになると、毎日の生活とは別の知り合いができます。長いコースの中でたまたま並行して歩いた、何をしている人かは互いに知らない仲間たち。わかるのはゼッケンに書いてある、住んでいる場所と、名前、参加回数などだけです。

「どこから来たのですか？」

「このへんは、何かおいしいものがありますか？」

「長く歩く秘訣は何ですか？」

「それじゃあ、お先に」

経験の浅い人から、ベテランまで、気軽に声をかけ合ってふれあいます。そうしたさらりとした交友関係も実に気分のいいものです。楽しいから歩く、その結果としてさらによく歩く、それが長続きする秘訣だと実感しました。

そうして長く歩けるようになると、文字通り日常がウオーキング化してきます。その頃の歩行記録をみると、一日平均の歩数は、一万四〇〇〇歩ほどにまで増えています。普段町を歩くときも、〈エクササイズ・ウオーキング〉並みの速度で歩くようになっていました。

ウオーキング用の靴をはき、水分補給のペットボトルも持ち歩きます。夏場は汗をかいたあと、室内の冷房で身体が冷えないよう、胸と背中にタオルを当てて歩く工夫もするようになりました。日常的に、ウオーキングという運動をしながら、通勤や昼休みの用足しをするようになったわけです。今でもなんとか「医者の不養生」にならずにすんでいるのは、まったくこのおかげだと思います。

最近は、シーズンには月に一度は、二〇キロ程度のウオーキングに参加しています。私が関わっている社団法人日本ウオーキング協会では、全国一五ヶ所の大会を結んで「日本マーチングリーグ」を結成し、そのうち各地域の八ヶ所の大会を完歩すると、「マスターウオーカー」、一五ヶ所全部を完歩すると「スーパーマスターウオーカー」という称号を認定しています。こうした称号を獲得するのはなかなかたいへんですが、そこまで大がかりでなくても、ウオーキングのイベントで出される完歩証や参加記録証、距離記録証のスタンプを集めるのも、多くの人の楽しみになっているようです。

〈ロング・ウオーキング〉は健康チェックをしてから

〈ライフスタイル・ウオーキング〉で生活が活発になると、中には〈ロング・ウオーキング〉のイベントに参加してみたい、と考える人も出てくると思います。念のため、健康状態を医師にチェックしてもらった上で、大いに挑戦してみてください。

〈ライフスタイル・ウオーキング〉の場合、気をつけなくてはいけないのは、高血圧、心臓疾患くらいでしたが、長く歩いたり速く歩いたりする本格的なウオーキングはもっときつい運動になります。運動をしてよい身体かどうか、事前にチェックしましょう。有無を調べるのは、次のような疾患です。

・心疾患、肺疾患、高脂血症、糖尿病、肝臓病などの内科疾患
・椎間板ヘルニア、変形性関節症、外反母趾などの整形外科疾患

疾患がみつかった人は、主治医の指示に従って、その状態に応じたウオーキングをするようにしてください。

また、次のような症状があるときはウオーキングはしないでください。

・発熱、頭痛、咳などの風邪の症状

・下痢、腹痛、嘔吐
・疲労、睡眠不足、飲みすぎ
・動悸、息切れ
・脈拍異常
・血圧が高い
歩いている途中でも、次のような症状を感じたら、すぐに中止しましょう。
・動悸、息切れ
・めまい、失神
・胸痛、胸苦しさ
・腹痛、嘔吐、吐き気
・筋肉痛、関節痛
ウオーキングのイベントに参加すると、歩くことが目的になり、ついがんばって歩いてしまいがちです。そのため、筋肉痛や関節痛、くるぶしのねんざなど故障に見舞われることも少なくありません。具合が悪くなったら休んでください。自分の感覚で「きつい」と感じたら、そこで止まって休むことが大切です。

健康のために歩くつもりが、身体をこわしては何にもなりません。記憶にとどめておいてください。

第七章　〈ライフスタイル・ウオーキング〉で変わる生活

歩き始めると心が変化する

〈ライフスタイル・ウオーキング〉がもたらす変化は、日常のウオーキング化だけではありませんでした。変化は身体だけにとどまらなかったのです。

人間ドックの受診者に、生活習慣病予防・改善のために〈ライフスタイル・ウオーキング〉を指導するようになって、私がまず考えたのは、今までより多く歩くことを無理なく生活に取り入れるための方法でした。その人なりの楽しく歩く工夫をみつけ出してもらうことは大前提ですが、その工夫を支え、いわば〈ライフスタイル・ウオーキング〉への道筋をつけるための具体的な準備が必要だと考えたのです。

そうした準備のひとつに、まず現在の歩数を記録するということがありました。より多く歩くには、それまでどのくらい歩いていたのか、把握しておく必要があるからです。何週間か、週単位で一日当たりの歩数を記録すると、普段自分がどのくらい歩いているのか、またどんな生活パターンで暮らしているのか改めて認識することができます。より多くというのが、だいたい何歩より多くなのか、一週間、ひと月の中でいつ歩くことができるかを把握できれば、より多く歩く工夫を具体的にすることができます。

しかし最近、私自身は記録をとることにあまりこだわっていません。日常がウオーキング化しさえすれば、運動不足が原因の生活習慣病に関連する検査値は必ずよくなると確信が持てるようになったからです。また、私個人の場合は、身体が歩数を覚えてくれるようになったので、ときどき歩数を確認すればよいという程度に考えています。

それでも〈ライフスタイル・ウオーキング〉という、新しい生活スタイルを始めたいと思う人には、記録をとる行為は役に立つと今でも思っています。なぜなら、生活を変えるという点からみると、記録をとることには別の意味もあるからです。それは、記録をとり始めた時点で、その人は「今までにしたことのない行動」をしている、ということです。生活の変化は、ひとつでも今までにしたことのない行動をすれば、そこから始まります。

さらに、より多く歩き続けるために、歩くことを何か自分の好きなことと結びつける工夫をすることも、それ自体生活を変える効果があります。第五章で詳しく説明したように、ただ自分が何が好きなのかを考えるだけでも、あるいは図書館へ行って歩くためのヒントになる本を探すことでも、これまた「今までにしたことのない行動」だからです。

「今までにしたことのない行動」をすると、まず行動の量が増えます。そして、その増えた行動のひとつひとつによって刺激を受けるのが、私たちの心なのです。歩いた記録の結果を知りたい、自分の好きなことをみつけたい、楽しい歩き方を探し出したいという好奇心が動き出します。

第一章で紹介した「健康のために体重を落としたい」と歩き始めた女性、Tさんも、そんなふうにまず好奇心に動かされ、歩くようになりました。Tさんの場合、私がまだ〈ライフスタイル・ウオーキング〉の考え方にたどりつく以前のことで、生活習慣病予防のために一日一万歩を目安に歩きましょうという指導をしていた頃でしたから、歩くのは楽しいばかりではなかったと思います。Tさん自身、こういっています。

「最初は、がんばって歩かなければという気持ちでした。身体も重く、歩くのがきつかったのです。でも毎日暇をみつけては歩くようにしていました。仕事のある日は、意識してエレベーターの代わりに階段を使い、休日は、近所にある川沿いの道を散歩するようにしました。

でも、そうやって歩いているうちに、自分は花や樹木を眺めて、季節の変化を感じながら歩くのが好きだと気づいたのです。それからは、桜の咲く頃に、花の名所といわれる所へ出かけて歩いたり、あじさいで有名なお寺へ出かけたりするようになりました。歩かなければ、とがんばっていたのが、楽しみのためにどんどん出かけるようになって、いつの間にかずいぶん歩いている、というふうになりました」

Tさんは、最初の二ヶ月で体重が三・五キロ減ったのがたいへん励みになって歩き続けたのですが、その後の減量ペースは月一キロに落ちました。〈ライフスタイル・ウオーキング〉の特徴は、体重の減り方がそれほど顕著ではないということですが、それは、食事を減らすダイエットとは違い、原則として食事制限をほとんどしないためです。

それまでより多く歩く生活になると、無理に食事の量を減らさなくても、エネルギー消費量が増えるので、自然に体重は落ちていきます。ただ、運動量が増える分、筋肉がついてくるので、食事制限によるダイエットほど減量の効果は劇的ではありません。その代わり〈ライフスタイル・ウオーキング〉によって落ちた体重には、リバウンドが少ないという特徴があります。「がんばらない」「無理をしない」というのが〈ライフスタイル・ウオーキング〉ですから、突然「もう、やめた！」ということがあまりおきないためです。

Tさんの、体重を落としたいという希望は充分かなえられたとはいえませんが、熱心に歩くようになると、今度は花を見に出かけることそのものが楽しくなってきたのです。つまり、身体が快適になるにつれ行動半径が広がり、さらに好奇心が刺激され、いっそう生活が活動的になり、ついには自分にとって新しい心の楽しみをみつけたというわけです。歩くのが楽しくなる頃には、それまで家にこもっているだけだった休日に、〈ロング・ウオーキング〉のイベントにも参加するようになり、新しい仲間ができたことも、さらにTさんを変えていったようです。

どんどん生き生きしてくる

Tさんはまた、自分の食生活にも関心を持つようになっていきました。甘い菓子パンや、砂糖とクリームをたっぷり入れたコーヒーが好きで、肉や脂っこいものも大好物。「好きな食べ物を減らしたり、やめる自信がない」と、歩いて体重を減らす方法を選んだほどでしたから、健康のために食生活をコントロールしようという気持ちはあまり強くなかったのです。

それが一年歩き続けたとき、こういうのです。

「体重が減ってくると、食事のことも考えるようになりました。間食の甘いものを減らし、食事のときは、野菜から先に食べるようになりました。サラダもマヨネーズではなく、ノンオイルのドレッシングを使っています。今は肉よりも、豆腐や野菜をよく食べます。身体が軽く、快調になったので、これを維持したいと思うようになりました」

歩くことで身体の状態がよくなり、生活が活動的になったTさんは、自分の健康に対して以前より関心を持つようになったのです。

これは、自分の身体や生活がよいほうへ変わったという自覚が生まれた結果、もっとよくしたいと前向きに考えるようになるためだと思います。心が活発になるため、向上心が出てくるのです。また、Tさんのように、体重が減り、体調もよくなると外見にも変化が表れますから、周りの人にも、「スマートになった」「顔の色つやがよくなった」などと褒められることが多くなります。自分自身の手応えだけでなく、外からの評価でも自分の変化を再確認できるのは、うれしいものです。こうした再確認は、変化の方向が間違っていないという自信になりますし、さらに自分に関心を持って、大切にしようと思うようになるのです。

会うたびに生き生きとしてきたTさんは、歩くことで、身体だけでなく心も活動的になった好例だ思います。

人間が「活動する」場合、たいてい「歩く」行為が含まれています。つまり私たちが動いているとき、それは「歩いている」とも言い換えられます。ですから、以前より少しでも多く歩くようになると、当然その人の活動量は増え、行動半径も広がっていきます。以前より多くの経験をし、多くの場所へ行くようになるのです。当然以前より、好奇心も活発に動くようになります。

私はこの五年ほどの間に、何度も受診者と一緒に歩く機会を持ってきました。その大部分は、まだどう歩くのが自分にとって楽しいか、よくわからない人たちです。そんなとき私は、必ずこう語りかけました。

「周りをよく観察してください」

そこが公園なら、小鳥の声が聞こえませんか？　どんな花が咲いているか気がつきましたか？　初めてみる植物はありませんでしたか？　といった観察です。

ただ「歩かなければならないから歩く」のではなく、「楽しんで歩く」経験をしてほしいのです。歩くときに、身体が動くだけでなく心も動くことを知ってほしいのです。好奇心が動く楽しさを感じてほしいのです。

こうした身体と心の活性化は、歩くことで双方が影響し合いながら進んでいきます。歩くと気分が爽快になる、とよくいわれます。落ち込んだり、悩み事があったりしたときも、歩けば気持ちが晴れるという人も多いようです。歩くことは、抑鬱《よくうつ》傾向や不安の軽減に効果があるのです。これは仮説ですが、身体を動かすと筋肉を動かす神経が集まっている脳が刺激され、快感物質であるエンドルフィンのようなホルモンが出るからだ、ともいわれています。身体にとって心地よいことは、心にとっても心地よいのです。〈ライフスタイル・ウオーキング〉から日常のウオーキング化まで、生活が変わるとき、人の心に起こる変化を順にたどってみると、次のようになるでしょうか。

①それまでより多く歩く原動力になるのは、行ってみよう、みてみよう、やってみよう、という好奇心である

②それまでより多く歩いた結果、行動半径が広がることで、もっと知りたい、調べたい、学びたいという、新たな好奇心がさらに湧いてくる

③この好循環が、人の身体と心を、バランスのとれた健全な状態にしてくれる

④歩いて身体の調子がよくなることで、自分に自信が持てるようになる。生活全体が活動的になり、心は常に前向きに生き生きとしてくる

この身体と心のバランスがとれた状態こそが、実は、私たちが老いてもなお健康でいるためにも、たいへんに重要なものになってくるのです。

健康なまま長生きするために歩く

現在我が国では、たいへんなスピードで高齢者が増えています。二〇〇二年の統計で六五歳

以上の高齢者が総人口に占める割合は一八・五％ですが、二〇一五年にはこの割合が二六・〇％、さらに二〇五〇年には三五・七％に達するという予測もあるほどです（高齢社会白書　平成一五年版）。

　高齢者がすべて元気であれば問題はありませんが、二〇〇一年度末で、要介護者または要支援者と認定された六五歳以上の高齢者は、およそ二八七万人です。介護が必要となった主な原因は、脳血管疾患（脳卒中など）が約二八％、高齢による衰弱が約一六％、骨折・転倒が約一二％となっています。特に男性では脳血管疾患が約四三％も占めています（高齢社会白書　前出）。

　介護が必要になったり、寝たきりになるのを防ぐためにも、〈ライフスタイル・ウオーキング〉は役立ちます。中高年の頃から〈ライフスタイル・ウオーキング〉を続けて、日常のウオーキング化をはかっておけば、無理なく健康な老いを迎えることができるのです。歩くことが減った生活を、より多く歩く生活に変えれば、運動不足が原因で起こる生活習慣病を予防・改善できます。

　また、歩くと特に下半身の筋力が鍛えられますから、筋力が衰えて転倒する危険性を減らすことができます。それだけでなく、よく歩けば骨密度が上がり、転倒の原因となる骨《こつ》粗鬆《そしょう》症の予防にもなります。筋力が衰え、筋肉量も骨密度も減った高齢者がいったん転倒すると、骨折してそのまま寝たきりになるケースが少なくありません。

高齢になっても、普段から自分の身の回りのことは自分で行い、日常生活を活動的にすごすことは重要です。下半身の筋力の衰えが著しい人は、単に歩くだけではその筋力を増強するのはむずかしいともいわれます。ただ、高齢者でも相応の筋力トレーニングを行うと、かなり効果はあるようです。最近は、寝たきり予防のために高齢者向けの筋力トレーニングが盛んに行われつつあります。

特に器具を用いなくても、筋力トレーニングは普段の生活の中ですることができます。気がついたときに、その場でつま先立ちや足踏み（ふらつく場合は椅子やテーブルにつかまりながら）をしてみましょう。屈伸、足を前後左右に上げ下ろしするなど、意識して行えば充分筋力を保つことができるのです。

しかし、こうしたトレーニングを行う機会がなくても、その人なりのレベルで活動的に暮らすことが大切だと思います。〈ライフスタイル・ウオーキング〉でいう、活動的な生活というのは、ただ歩数を増やすことだけではありません。

高齢になると自然に体力は低下して、身体を動かしたり外へ出るのがおっくうになるものです。高齢になってから活動的な生活を始めるより、中高年のうちに生活そのものを活発に変えて、日常をウオーキング化しておけば、もちろんそれにこしたことはありません。

その人なりに、いつもより意識して軽快に歩く。家の中や、道路の足元の状態にも気をつけて歩く。できる範囲で（危険のない程度に）階段や坂道も歩くようにする……このように心がけることで、すべての身体の動きが活発化してくるのです。

さらに、繰り返し述べてきたように、〈ライフスタイル・ウオーキング〉で楽しく歩くと、心が生き生きとしてきます。木々の緑や、吹く風、四季の移り変わりに人の心は刺激されるものだからです。さらに、好奇心も刺激されて活発に動くようになります。新しく出会った知らない鳥の名前を調べようとします。好きな作家ゆかりの場所をたずねたとき、ある画家と交友関係があったと知り、今度はその画家のことが知りたくなります。そうした好奇心の働きで、頭を使うことが、歩く原動力になるだけでなく、心を若々しく保つことになるのです。

身体と心は連動しています。高齢になって、歩く力が衰え、立って動くことさえ面倒になったり、寝たきりになったお年寄りが、多くの場合生きる気力を失ってしまうのは、その連動の鎖が切れてしまうからなのです。

高齢になって、体力が衰えるのは仕方がありません。ただ中高年のうちから、〈ライフスタイル・ウオーキング〉によって、生活を活性化していれば、身体と心の衰えを比較的ゆっくりとしたペースで、並行して進行させることができるはずです。最後まで自分の力で日常の動作ができることは、精神的にもその人の自尊心を高める効果があります。どんなに高齢になって体力が衰えても、一〇歩でも歩ければ自力でトイレに行くことができます。それは寝たきりで、すべての動作に他人の手を借りなくてはならない状態とは精神的に大きく違います。

また、自分自身を大切だと思うことができれば、食事や、日常活動で身体を動かすことにも留意するようになるでしょう。ここでも、身体と心の好循環が起こるのです。

身体と心は、同じペースで老いなくてはいけない、というのが私の考え方です。人間も動物ですから、老いないということはありません。ですが、「寝たきりになって頭だけはしっかりしている」、あるいは反対に「頭はぼけてしまっているが身体は元気である」という老い方は、幸せとはいえません。どちらか一方が先に老いるのではなく、身体と心が、同じペースで年齢相応に老いてこそ、人はその最後の日まで自立した日常生活を送り、生き甲斐の感じられる生活を送ることができるのです。

高齢化がすさまじいスピードで進んでいる今日の日本で、〈ライフスタイル・ウオーキング〉の目的は、生活習慣病の予防・改善だけではなくなってきました。幸福な老いこそが、本当の目的といえるのかもしれない。私は今、そんなふうにも考えています。

交通機関の発達で歩かなくなり、電化製品の普及で動かなくなった現代人は、いってみれば年齢的には若くても早々と老い始めているのかもしれません。文明が進むことで、私たちはよく歩く生活を失い、同時に多くのものを失ってきました。体力や、自然に健康を回復する力、そして五官の敏感な働きも、昔はこんなに弱ってはいなかったはずです。私たちは、そうした人間が動物として本来持っていたたくましい力を、歩くことで取り戻さなくてはならないのです。そのために、今日からぜひ〈ライフスタイル・ウオーキング〉を始めてください。

この本を読んだときから、あなたは既に新しい行動をひとつ起こしたのです。「少しだけ今までにしたことがないことをする」「今までより、少しだけ多く歩いてみる」――それが、あなたのこれからの生活を変えることになると信じています。

あとがき

現代人は本当に歩かなくなりました。歩かない生活が、多くの生活習慣病予備軍を生み出しています。本書は、そうした人たちに、活動的に、多く歩く習慣をつけていただこうという思いから執筆したものです。

私が人間ドックの仕事に携わるうちに気づいたのは、検査値が年々悪化していく受診者がいかに多いか、ということでした。中には、食生活を見直し、運動習慣をつけるといった方法で生活習慣を改め、検査値を改善させる人もいます。しかし、それはごく少数で、大多数の人にとって、それまでの生活習慣を急に変えるのがいかにむずかしいかを痛感させられていたのです。

多くの人が、健康のために生活習慣を改めたいと思っています。それができないのは、越えるべきハードルが高すぎて実行できないからではないか、と私は思いました。指導内容が理論的に正しくても、実行できなければ何にもなりません。

本書に紹介した私の指導法は、現在多くの施設で行われている生活習慣改善の指導内容とはかなり異なっています。あまりに簡単な方法なので、本当にこれだけで効果があるのかと思われる方もいることでしょう。ですが、心配はいりません。今までより多く歩く、という簡単なところから始めても、長く続けていけば必ず検査データは改善されていくのです。

ここでいう〈ライフスタイル・ウオーキング〉という指導法にたどりつくまで、私も運動の中で最もやさしいといわれる「ウオーキング」を主に指導していました。しかし、そのウオーキングでさえ習慣として生活の中に取り込んで、継続できる人は少なかったのです。そんなとき、試行錯誤していた私が遭遇したのが、日常生活の中で、活動的に今までより多く歩くだけで生活習慣病を改善させた人の実例でした。

これがきっかけとなって、私は理想的な目標より、現実に実行できる方法を探すほうが有用だと気づいたのです。そして〈ライフスタイル・ウオーキング〉が生まれました。

〈ライフスタイル・ウオーキング〉は生活習慣を変える入り口です。身体を動かさない生活から、よく歩く活動的な生活へ大きく舵を切ることなのです。

本書で述べたように、〈ライフスタイル・ウオーキング〉では、歩く強度、持続時間、頻度、期間は問いません。少しだけ意識して、一日にプラス一〇〇〇歩を目標に、日常生活の中で、活動的に今までより多く歩くことから始めます。実際、この指導法は、多くの人に抵抗なく受け入れてもらえました。

初めのうちこそ意識的に歩いても、次第に歩くこと自体が習慣化し、ライフスタイルの一部として定着していきます。さらに〈ライフスタイル・ウオーキング〉を継続すると、歩くことが楽しみになり、日常の行動そのものも活発になって、行動範囲も広がるのです。その結果、人間ドック受診者の多くが生活習慣病を予防・改善することができました。

身構えず、がんばらず、ちょっとした細切れの時間や余裕ができたときに、ぜひウオーキングを楽しんでください。

〈ライフスタイル・ウオーキング〉には即効性はありません。それは日々の運動量が少ないためですが、少しずつステップ・アップして長く続ければ、必ず効果が表れるのが特徴です。大切なのは継続する、ということです。生活習慣病の予防・改善のために重要なのは、気づくこと、始めること、継続することなのです。

本書には〈ライフスタイル・ウオーキング〉のきっかけづくり、長続きさせるためのヒントも数多く紹介しました。きっとみなさんにもすぐに役立つヒントがみつかることでしょう。

「これなら自分にもできる、歩いてみよう」と、〈ライフスタイル・ウオーキング〉を習慣化して、生活習慣病を予防・改善していただければ幸いです。そのために、巻末に歩数を記録するための表を載せてあります。どうぞ、ご活用ください。

最後に、出版に際してたいへんお世話になりました佐藤嘉尚氏、大内宏信氏、木村礼子氏、及び集英社新書編集部の池田千春氏に感謝いたします。

泉　嗣彦

二〇〇五年三月

あなたの歩数を記録しましょう

初 回 用　　　　（　年　月　日～　年　月　日）

ベースライン

		歩 数	食 事			歩 数	食 事
月 日	(月)			月 日	(月)		
月 日	(火)			月 日	(火)		
月 日	(水)			月 日	(水)		
月 日	(木)			月 日	(木)		
月 日	(金)			月 日	(金)		
月 日	(土)			月 日	(土)		
月 日	(日)			月 日	(日)		
				合 計			

(※この期間中に普段より多く歩いたときは、10分1000歩換算でその分を引いた数値を記入)

第1週		歩 数	食 事	第2週		歩 数	食 事
月 日	(月)			月 日	(月)		
月 日	(火)			月 日	(火)		
月 日	(水)			月 日	(水)		
月 日	(木)			月 日	(木)		
月 日	(金)			月 日	(金)		
月 日	(土)			月 日	(土)		
月 日	(日)			月 日	(日)		
合 計				合 計			

第3週		歩 数	食 事	第4週		歩 数	食 事
月 日	(月)			月 日	(月)		
月 日	(火)			月 日	(火)		
月 日	(水)			月 日	(水)		
月 日	(木)			月 日	(木)		
月 日	(金)			月 日	(金)		
月 日	(土)			月 日	(土)		
月 日	(日)			月 日	(日)		
合 計				合 計			

継続用

（　年　月　日～　年　月　日）

第　週		歩数	食事	第　週		歩数	食事
月　日	(月)			月　日	(月)		
月　日	(火)			月　日	(火)		
月　日	(水)			月　日	(水)		
月　日	(木)			月　日	(木)		
月　日	(金)			月　日	(金)		
月　日	(土)			月　日	(土)		
月　日	(日)			月　日	(日)		
合　計				合　計			

第　週		歩数	食事	第　週		歩数	食事
月　日	(月)			月　日	(月)		
月　日	(火)			月　日	(火)		
月　日	(水)			月　日	(水)		
月　日	(木)			月　日	(木)		
月　日	(金)			月　日	(金)		
月　日	(土)			月　日	(土)		
月　日	(日)			月　日	(日)		
合　計				合　計			

第　週		歩数	食事	第　週		歩数	食事
月　日	(月)			月　日	(月)		
月　日	(火)			月　日	(火)		
月　日	(水)			月　日	(水)		
月　日	(木)			月　日	(木)		
月　日	(金)			月　日	(金)		
月　日	(土)			月　日	(土)		
月　日	(日)			月　日	(日)		
合　計				合　計			

泉　嗣彦（いずみ　つぐひこ）

一九四三年生まれ。医学博士。社団法人日本ウオーキング協会副会長。ウオーキング医科学研究所所長。熊本大学医学部卒業。順天堂大学医学部消化器内科講師、昭和大学附属豊洲病院消化器科助教授、社会保険中央総合病院健康管理センター健診部長などを歴任。自らウオーキングを楽しみつつ、生活習慣病の予防・治療についての実践的研究を重ねている。著書に『歩いて治す生活習慣病』『ウオーキングで病気が治った！』がある。

医師《いし》がすすめるウオーキング

集英社新書〇二八七Ｉ

二〇〇五年　四　月二〇日　第　一　刷発行
二〇〇八年一〇月二九日　第二〇刷発行

著者……泉《いずみ》　嗣彦《つぐひこ》

発行者……大谷和之

発行所……株式会社集英社

東京都千代田区一ツ橋二-五-一〇　郵便番号一〇一-八〇五〇

電話　〇三-三二三〇-六三九一（編集部）
　　　〇三-三二三〇-六三九三（販売部）
　　　〇三-三二三〇-六〇八〇（読者係）

装幀……原　研哉

印刷所……凸版印刷株式会社

製本所……加藤製本株式会社

定価はカバーに表示してあります。

ISBN 4-08-720287-9 C0275

Printed in Japan

a pilot of wisdom